# 2022

# 卫生健康信息化统计调查数据报告

国家卫生健康委统计信息中心 编著

主　编　吴士勇　胡建平
副主编　徐向东
编　者（以姓氏笔画为序）
　　　　冉珂欣　冯　文　冯文洁　任嘉宁　刘子锋
　　　　李云霄　吴士勇　余张杰　张宇希　周光华
　　　　郑　攀　单既桢　赵　鹏　胡建平　徐向东
　　　　高辰旭　黄晓亮　梁艺琼　傅承主　蒲旭虹
　　　　路　杰　臧　白　滕　琳

人民卫生出版社
·北 京·

**图书在版编目（CIP）数据**

2022 卫生健康信息化统计调查数据报告 / 国家卫生健康委统计信息中心编著 . —北京：人民卫生出版社，2023.4

ISBN 978-7-117-34694-8

Ⅰ. ① 2… Ⅱ. ①国… Ⅲ. ①医疗卫生服务—信息化建设—统计调查—中国— 2022 —年鉴 Ⅳ. ①R199.2-54

中国国家版本馆 CIP 数据核字（2023）第 055423 号

| 人卫智网 | www.ipmph.com | 医学教育、学术、考试、健康，购书智慧智能综合服务平台 |
| --- | --- | --- |
| 人卫官网 | www.pmph.com | 人卫官方资讯发布平台 |

## 2022 卫生健康信息化统计调查数据报告
2022 Weisheng Jiankang Xinxihua Tongji
Diaocha Shuju Baogao

编　　著：国家卫生健康委统计信息中心
出版发行：人民卫生出版社（中继线 010-59780011）
地　　址：北京市朝阳区潘家园南里 19 号
邮　　编：100021
E - mail：pmph @ pmph.com
购书热线：010-59787592　010-59787584　010-65264830
印　　刷：三河市宏达印刷有限公司
经　　销：新华书店
开　　本：787 × 1092　1/16　印张：8
字　　数：195 千字
版　　次：2023 年 4 月第 1 版
印　　次：2023 年 4 月第 1 次印刷
标准书号：ISBN 978-7-117-34694-8
定　　价：48.00 元

打击盗版举报电话：010-59787491　E-mail：WQ @ pmph.com
质量问题联系电话：010-59787234　E-mail：zhiliang @ pmph.com
数字融合服务电话：4001118166　E-mail：zengzhi @ pmph.com

# 目 录

# 引　言

## （一）工作背景

2021年，卫生健康信息化统计调查正式纳入国家卫生健康统计调查制度。定于每年开展一次，旨在全面准确掌握各类医疗卫生机构信息化发展现状，为科学制定卫生信息化发展规划提供数据支撑和决策依据；客观监测、比较各类医疗卫生机构信息化发展情况，评估信息化发展水平，科学引导卫生健康信息化发展方向。

## （二）收编内容

《卫生健康信息化统计调查数据报告》作为反映中国卫生健康信息化发展情况的资料性年刊，收录了全国及31个省（自治区、直辖市）卫生健康信息化发展情况的统计数据，数据来源于年度卫生健康统计报表，统计口径参照《2021国家卫生健康统计调查制度》相关要求。本书收编的内容截至2021年年底，主要包括各级卫生健康行政管理部门、各级各类公立医院、专业公共卫生机构以及基层医疗卫生机构等的信息化基础资源、人员配置、经费投入、系统建设、功能实现情况。

## （三）统计分组

1. **机构类别**　各级各类公立医院包括综合医院、中医类医院、中西医结合医院、民族医医院、各类专科医院和护理院；专业公共卫生机构包括疾病预防控制中心、专科疾病防治院、妇幼保健院、急救中心、血站、卫生监督所；基层医疗卫生机构包括社区卫生服务中心、乡镇（街道）卫生院。

2. **东、中、西部地区**　东部地区包括北京、天津、河北、辽宁、上海、江苏、浙江、福建、山东、广东、海南11个省（直辖市）；中部地区包括山西、吉林、黑龙江、安徽、江西、河南、湖北、湖南8个省份；西部地区包括内蒙古、重庆、广西、四川、贵州、云南、西藏、陕西、甘肃、青海、宁夏、新疆12个省（自治区、直辖市）。

## （四）指标解释

1. **服务器CPU总核数（个）**　指单位自有机房及租用云资源的服务器CPU核数总和。
2. **已使用存储容量（T）**　指单位自有机房及租用云资源已使用存储容量总和。

3. **电脑终端数量(台)**　包括在用的台式机和笔记本电脑,不包括服务器和平板电脑等其他接入设备。

4. **完成网络安全等级保护第三级信息系统备案数量(个)**　指以公安部门出具的完成网络安全等级保护第三级信息系统备案证明的数量。

5. **信息化人员(人)**　包括在编及合同制、派遣、返聘和临聘本单位半年以上的从事统计与信息化工作的人员,从事的业务类别包括综合管理、卫生统计、信息应用与运维管理、网络安全与运维管理、信息标准等。

6. **信息化经费(万元)**　指年度本级信息化建设项目投入经费,包括本级信息化项目等相关建设投入、升级改造、运维费用等,不含人员经费、公用经费等。

7. **应用信息系统(个)**　指上级统建或自建的在用业务应用信息系统。

8. **信息系统业务功能**　指参照《区域全民健康信息平台功能设计指导》《医院信息系统功能设计指导》建设的相关应用信息系统业务功能。

# 一、统计调查范围

## （一）统计调查内容说明

2021 年，卫生健康信息化统计调查正式纳入国家卫生健康统计调查制度，每年 12 月通过国家卫生统计网络直报系统填报信息，成为国家卫生统计年度调查的有机组成部分。该调查旨在全面准确掌握我国各级各类医疗卫生机构信息化发展现状，相关调查内容体现在《2021 国家卫生健康统计调查制度》中的多个部分，包括：医疗卫生机构年报表（医院类）、医疗卫生机构年报表（急救机构）、医疗卫生机构年报表（卫生监督机构）、医疗卫生机构年报表（其他医疗卫生机构类）、卫生人力基本信息调查表、医疗卫生信息化建设调查表。

## （二）统计报表填报情况

表 1-0-1　医疗卫生机构年报表（公立医院）填报情况

| 地区 | 综合医院 | | | 中医医院 | | | 专科医院 | | | 护理院 | | |
|---|---|---|---|---|---|---|---|---|---|---|---|---|
| | 机构填报数量 /个 | 医院数量 /个 | 填报覆盖率 /% | 机构填报数量 /个 | 医院数量 /个 | 填报覆盖率 /% | 机构填报数量 /个 | 医院数量 /个 | 填报覆盖率 /% | 机构填报数量 /个 | 医院数量 /个 | 填报覆盖率 /% |
| 总计 | 6 175 | 7 263 | 85.02 | 2 459 | 2787 | 88.23 | 1 565 | 1 854 | 84.41 | 61 | 73 | 83.56 |
| 东部 | 2 376 | 2 673 | 88.89 | 818 | 896 | 91.29 | 759 | 876 | 86.64 | 48 | 56 | 85.71 |
| 中部 | 1 785 | 2 233 | 79.94 | 712 | 850 | 83.76 | 405 | 521 | 77.74 | 8 | 9 | 88.89 |
| 西部 | 2 014 | 2 357 | 85.45 | 929 | 1 041 | 89.24 | 401 | 457 | 87.75 | 5 | 8 | 62.50 |
| 北京 | 78 | 102 | 76.47 | 43 | 52 | 82.69 | 34 | 44 | 77.27 | 0 | 1 | 0 |
| 天津 | 54 | 75 | 72.00 | 18 | 22 | 81.82 | 34 | 40 | 85.00 | 0 | 0 | — |
| 河北 | 399 | 462 | 86.36 | 141 | 158 | 89.24 | 70 | 82 | 85.37 | 0 | 0 | — |
| 山西 | 204 | 272 | 75.00 | 87 | 123 | 70.73 | 46 | 65 | 70.77 | 0 | 0 | — |
| 内蒙古 | 158 | 168 | 94.05 | 108 | 119 | 90.76 | 43 | 43 | 100.00 | 1 | 1 | 100.00 |
| 辽宁 | 245 | 255 | 96.08 | 70 | 76 | 92.11 | 95 | 103 | 92.23 | 0 | 0 | — |
| 吉林 | 101 | 152 | 66.45 | 44 | 67 | 65.67 | 34 | 54 | 62.96 | 0 | 0 | — |
| 黑龙江 | 308 | 398 | 77.39 | 89 | 98 | 90.82 | 59 | 68 | 86.76 | 1 | 1 | 100.00 |

续表

| 地区 | 综合医院 | | | 中医医院 | | | 专科医院 | | | 护理院 | | |
|------|----------|---|---|----------|---|---|----------|---|---|--------|---|---|
| | 机构填报数量/个 | 医院数量/个 | 填报覆盖率/% | 机构填报数量/个 | 医院数量/个 | 填报覆盖率/% | 机构填报数量/个 | 医院数量/个 | 填报覆盖率/% | 机构填报数量/个 | 医院数量/个 | 填报覆盖率/% |
| 上海 | 78 | 83 | 93.98 | 22 | 24 | 91.67 | 48 | 51 | 94.12 | 7 | 8 | 87.50 |
| 江苏 | 198 | 231 | 85.71 | 77 | 81 | 95.06 | 116 | 122 | 95.08 | 24 | 24 | 100.00 |
| 浙江 | 205 | 251 | 81.67 | 93 | 106 | 87.74 | 69 | 96 | 71.88 | 1 | 3 | 33.33 |
| 安徽 | 200 | 239 | 83.68 | 79 | 85 | 92.94 | 53 | 60 | 88.33 | 4 | 4 | 100.00 |
| 福建 | 143 | 155 | 92.26 | 71 | 74 | 95.95 | 53 | 58 | 91.38 | 0 | 0 | — |
| 江西 | 159 | 195 | 81.54 | 85 | 95 | 89.47 | 39 | 41 | 95.12 | 0 | 0 | — |
| 山东 | 422 | 495 | 85.25 | 125 | 144 | 86.81 | 113 | 146 | 77.40 | 9 | 13 | 69.23 |
| 河南 | 376 | 461 | 81.56 | 132 | 163 | 80.98 | 70 | 99 | 70.71 | 1 | 1 | 100.00 |
| 湖北 | 213 | 245 | 86.94 | 86 | 95 | 90.53 | 46 | 60 | 76.67 | 1 | 2 | 50.00 |
| 湖南 | 224 | 271 | 82.66 | 110 | 124 | 88.71 | 58 | 74 | 78.38 | 1 | 1 | 100.00 |
| 广东 | 471 | 471 | 100.00 | 140 | 140 | 100.00 | 120 | 122 | 98.36 | 7 | 7 | 100.00 |
| 广西 | 179 | 190 | 94.21 | 101 | 104 | 97.12 | 51 | 53 | 96.23 | 0 | 1 | 0 |
| 海南 | 83 | 93 | 89.25 | 18 | 19 | 94.74 | 7 | 12 | 58.33 | 0 | 0 | — |
| 重庆 | 125 | 134 | 93.28 | 44 | 45 | 97.78 | 40 | 43 | 93.02 | 2 | 2 | 100.00 |
| 四川 | 378 | 394 | 95.94 | 200 | 201 | 99.50 | 98 | 101 | 97.03 | 0 | 0 | — |
| 贵州 | 171 | 176 | 97.16 | 73 | 75 | 97.33 | 36 | 39 | 92.31 | 0 | 0 | — |
| 云南 | 252 | 277 | 90.97 | 114 | 120 | 95.00 | 49 | 53 | 92.45 | 1 | 2 | 50.00 |
| 西藏 | 45 | 83 | 54.22 | 24 | 40 | 60.00 | 1 | 2 | 50.00 | 0 | 0 | — |
| 陕西 | 227 | 296 | 76.69 | 92 | 109 | 84.40 | 32 | 48 | 66.67 | 1 | 1 | 100.00 |
| 甘肃 | 104 | 169 | 61.54 | 53 | 93 | 56.99 | 13 | 25 | 52.00 | 0 | 1 | 0 |
| 青海 | 56 | 67 | 83.58 | 34 | 41 | 82.93 | 6 | 7 | 85.71 | 0 | 0 | — |
| 宁夏 | 37 | 38 | 97.37 | 20 | 20 | 100.00 | 9 | 9 | 100.00 | 0 | 0 | — |
| 新疆 | 282 | 365 | 77.26 | 66 | 74 | 89.19 | 23 | 34 | 67.65 | 0 | 0 | — |

注：1. 中医医院指中医类医院，包含中医医院、中西医结合医院、民族医医院。

2. 新疆维吾尔自治区数据含新疆生产建设兵团数据。

3. 护理院包括按《2021 国家卫生健康统计调查制度》卫生机构（组织）类别分类的 A7 护理院机构。

表 1-0-2 卫生人力基本信息调查表（公立医院信息化人员）填报情况

| 地区 | 综合医院 | | | 中医医院 | | | 专科医院 | | | 护理院 | | |
|---|---|---|---|---|---|---|---|---|---|---|---|---|
| | 填报数量/个 | 总数量/个 | 填报覆盖率/% | 填报数量/个 | 总数量/个 | 填报覆盖率/% | 填报数量/个 | 总数量/个 | 填报覆盖率/% | 填报数量/个 | 总数量/个 | 填报覆盖率/% |
| 总计 | 1 327 | 7 263 | 18.27 | 468 | 2 787 | 16.79 | 248 | 1 854 | 13.38 | 4 | 73 | 5.48 |
| 东部 | 582 | 2 673 | 21.77 | 202 | 896 | 22.54 | 135 | 876 | 15.41 | 4 | 56 | 7.14 |
| 中部 | 382 | 2 233 | 17.11 | 128 | 850 | 15.06 | 65 | 521 | 12.48 | — | 9 | — |
| 西部 | 363 | 2 357 | 15.40 | 138 | 1 041 | 13.26 | 48 | 457 | 10.50 | — | 8 | — |
| 北京 | 25 | 102 | 24.51 | 21 | 52 | 40.38 | 12 | 44 | 27.27 | — | 1 | — |
| 天津 | 11 | 75 | 14.67 | 6 | 22 | 27.27 | 10 | 40 | 25.00 | — | 0 | — |
| 河北 | 57 | 462 | 12.34 | 24 | 158 | 15.19 | 4 | 82 | 4.88 | — | 0 | — |
| 山西 | 25 | 272 | 9.19 | 11 | 123 | 8.94 | 5 | 65 | 7.69 | — | 0 | — |
| 内蒙古 | 23 | 168 | 13.69 | 11 | 119 | 9.24 | 5 | 43 | 11.63 | — | 1 | — |
| 辽宁 | 25 | 255 | 9.80 | 6 | 76 | 7.89 | 9 | 103 | 8.74 | — | 0 | — |
| 吉林 | 24 | 152 | 15.79 | 8 | 67 | 11.94 | 7 | 54 | 12.96 | — | 0 | — |
| 黑龙江 | 88 | 398 | 22.11 | 22 | 98 | 22.45 | 13 | 68 | 19.12 | — | 1 | — |
| 上海 | 28 | 83 | 33.73 | 9 | 24 | 37.50 | 13 | 51 | 25.49 | 3 | 8 | 37.50 |
| 江苏 | 66 | 231 | 28.57 | 31 | 81 | 38.27 | 20 | 122 | 16.39 | — | 24 | — |
| 浙江 | 20 | 251 | 7.97 | 9 | 106 | 8.49 | 8 | 96 | 8.33 | — | 3 | — |
| 安徽 | 22 | 239 | 9.21 | 9 | 85 | 10.59 | 5 | 60 | 8.33 | — | 4 | — |
| 福建 | 32 | 155 | 20.65 | 11 | 74 | 14.86 | 5 | 58 | 8.62 | — | 0 | — |
| 江西 | 54 | 195 | 27.69 | 19 | 95 | 20.00 | 14 | 41 | 34.15 | — | 0 | — |
| 山东 | 77 | 495 | 15.56 | 24 | 144 | 16.67 | 13 | 146 | 8.90 | — | 13 | — |
| 河南 | 39 | 461 | 8.46 | 14 | 163 | 8.59 | 7 | 99 | 7.07 | — | 1 | — |
| 湖北 | 79 | 245 | 32.24 | 20 | 95 | 21.05 | 5 | 60 | 8.33 | — | 2 | — |
| 湖南 | 51 | 271 | 18.82 | 25 | 124 | 20.16 | 9 | 74 | 12.16 | — | 1 | — |
| 广东 | 235 | 471 | 49.89 | 56 | 140 | 40.00 | 39 | 122 | 31.97 | 1 | 7 | 14.29 |
| 广西 | 55 | 190 | 28.95 | 27 | 104 | 25.96 | 10 | 53 | 18.87 | — | 1 | — |
| 海南 | 6 | 93 | 6.45 | 5 | 19 | 26.32 | 2 | 12 | 16.67 | — | 0 | — |
| 重庆 | 28 | 134 | 20.90 | 6 | 45 | 13.33 | 5 | 43 | 11.63 | — | 2 | — |

| 地区 | 综合医院 | | | 中医医院 | | | 专科医院 | | | 护理院 | | |
|------|---------|------|------|---------|------|------|---------|------|------|---------|------|------|
| | 填报数量/个 | 总数量/个 | 填报覆盖率/% | 填报数量/个 | 总数量/个 | 填报覆盖率/% | 填报数量/个 | 总数量/个 | 填报覆盖率/% | 填报数量/个 | 总数量/个 | 填报覆盖率/% |
| 四川 | 4 | 394 | 1.02 | 1 | 201 | 0.50 | 2 | 101 | 1.98 | — | 0 | — |
| 贵州 | 47 | 176 | 26.70 | 23 | 75 | 30.67 | 6 | 39 | 15.38 | — | 0 | — |
| 云南 | 38 | 277 | 13.72 | 25 | 120 | 20.83 | 6 | 53 | 11.32 | — | 2 | |
| 西藏 | 6 | 83 | 7.23 | 1 | 40 | 2.50 | 1 | 2 | 50.00 | — | 0 | — |
| 陕西 | 77 | 296 | 26.01 | 22 | 109 | 20.18 | 5 | 48 | 10.42 | — | 1 | |
| 甘肃 | 21 | 169 | 12.43 | 10 | 93 | 10.75 | 1 | 25 | 4.00 | — | 1 | |
| 青海 | 12 | 67 | 17.91 | 3 | 41 | 7.32 | 1 | 7 | 14.29 | — | 0 | — |
| 宁夏 | 12 | 38 | 31.58 | 3 | 20 | 15.00 | 4 | 9 | 44.44 | — | 0 | — |
| 新疆 | 40 | 365 | 10.96 | 6 | 74 | 8.11 | 2 | 34 | 5.88 | — | 0 | — |

注:1. 中医医院指中医类医院,包含中医医院、中西医结合医院、民族医医院。

2. 新疆维吾尔自治区数据含新疆生产建设兵团数据。

3. 护理院包括按《2021 国家卫生健康统计调查制度》卫生机构(组织)类别分类的 A7 护理院机构。

表 1-0-3　医疗卫生信息化建设调查表（公立医院）填报情况

| 地区 | 综合医院 | | | 中医医院 | | | 专科医院 | | | 护理院 | | |
|---|---|---|---|---|---|---|---|---|---|---|---|---|
| | 机构填报数量/个 | 医院数量/个 | 填报覆盖率/% | 机构填报数量/个 | 医院数量/个 | 填报覆盖率/% | 机构填报数量/个 | 医院数量/个 | 填报覆盖率/% | 机构填报数量/个 | 医院数量/个 | 填报覆盖率/% |
| 总计 | 7 092 | 7 263 | 97.65 | 2 772 | 2 787 | 99.46 | 1 818 | 1 854 | 98.06 | 57 | 73 | 78.08 |
| 东部 | 2 607 | 2 673 | 97.53 | 887 | 896 | 99.00 | 861 | 876 | 98.29 | 43 | 56 | 76.79 |
| 中部 | 2 176 | 2 233 | 97.45 | 848 | 850 | 99.76 | 513 | 521 | 98.46 | 9 | 9 | 100.00 |
| 西部 | 2 309 | 2 357 | 97.96 | 1 037 | 1 041 | 99.62 | 444 | 457 | 97.16 | 5 | 8 | 62.50 |
| 北京 | 95 | 102 | 93.14 | 52 | 52 | 100.00 | 42 | 44 | 95.45 | 1 | 1 | 100.00 |
| 天津 | 64 | 75 | 85.33 | 22 | 22 | 100.00 | 34 | 40 | 85.00 | 0 | 0 | — |
| 河北 | 462 | 462 | 100.00 | 157 | 158 | 99.37 | 81 | 82 | 98.78 | 0 | 0 | — |
| 山西 | 268 | 272 | 98.53 | 123 | 123 | 100.00 | 61 | 65 | 93.85 | 0 | 0 | — |
| 内蒙古 | 167 | 168 | 99.40 | 119 | 119 | 100.00 | 42 | 43 | 97.67 | 1 | 1 | 100.00 |
| 辽宁 | 255 | 255 | 100.00 | 76 | 76 | 100.00 | 103 | 103 | 100.00 | 0 | 0 | — |
| 吉林 | 140 | 152 | 92.11 | 66 | 67 | 98.51 | 52 | 54 | 96.30 | 0 | 0 | — |
| 黑龙江 | 381 | 398 | 95.73 | 98 | 98 | 100.00 | 67 | 68 | 98.53 | 1 | 1 | 100.00 |
| 上海 | 82 | 83 | 98.80 | 22 | 24 | 91.67 | 49 | 51 | 96.08 | 8 | 8 | 100.00 |
| 江苏 | 210 | 231 | 90.91 | 75 | 81 | 92.59 | 122 | 122 | 100.00 | 14 | 24 | 58.33 |
| 浙江 | 244 | 251 | 97.21 | 106 | 106 | 100.00 | 96 | 96 | 100.00 | 3 | 3 | 100.00 |
| 安徽 | 220 | 239 | 92.05 | 85 | 85 | 100.00 | 60 | 60 | 100.00 | 4 | 4 | 100.00 |
| 福建 | 155 | 155 | 100.00 | 74 | 74 | 100.00 | 58 | 58 | 100.00 | 0 | 0 | — |
| 江西 | 192 | 195 | 98.46 | 94 | 95 | 98.95 | 41 | 41 | 100.00 | 0 | 0 | — |
| 山东 | 482 | 495 | 97.37 | 144 | 144 | 100.00 | 142 | 146 | 97.26 | 11 | 13 | 84.62 |
| 河南 | 461 | 461 | 100.00 | 163 | 163 | 100.00 | 98 | 99 | 98.99 | 1 | 1 | 100.00 |
| 湖北 | 244 | 245 | 99.59 | 95 | 95 | 100.00 | 60 | 60 | 100.00 | 2 | 2 | 50.00 |
| 湖南 | 270 | 271 | 99.63 | 124 | 124 | 100.00 | 74 | 74 | 100.00 | 1 | 1 | 100.00 |
| 广东 | 471 | 471 | 100.00 | 140 | 140 | 100.00 | 122 | 122 | 100.00 | 6 | 7 | 85.71 |
| 广西 | 190 | 190 | 100.00 | 104 | 104 | 100.00 | 53 | 53 | 100.00 | 0 | 1 | 0 |
| 海南 | 87 | 93 | 93.55 | 19 | 19 | 100.00 | 12 | 12 | 100.00 | 0 | 0 | — |
| 重庆 | 129 | 134 | 96.27 | 44 | 45 | 97.78 | 41 | 43 | 95.35 | 1 | 2 | 50.00 |

| 地区 | 综合医院 | | | 中医医院 | | | 专科医院 | | | 护理院 | | |
|---|---|---|---|---|---|---|---|---|---|---|---|---|
| | 机构填报数量/个 | 医院数量/个 | 填报覆盖率/% | 机构填报数量/个 | 医院数量/个 | 填报覆盖率/% | 机构填报数量/个 | 医院数量/个 | 填报覆盖率/% | 机构填报数量/个 | 医院数量/个 | 填报覆盖率/% |
| 四川 | 382 | 394 | 96.95 | 201 | 201 | 100.00 | 101 | 101 | 100.00 | 0 | 0 | — |
| 贵州 | 175 | 176 | 99.43 | 75 | 75 | 100.00 | 39 | 39 | 100.00 | 0 | 0 | — |
| 云南 | 271 | 277 | 97.83 | 120 | 120 | 100.00 | 52 | 53 | 98.11 | 2 | 2 | 100.00 |
| 西藏 | 82 | 83 | 98.80 | 40 | 40 | 100.00 | 1 | 2 | 50.00 | 0 | 0 | — |
| 陕西 | 293 | 296 | 98.99 | 109 | 109 | 100.00 | 48 | 48 | 100.00 | 1 | 1 | 100.00 |
| 甘肃 | 160 | 169 | 94.67 | 91 | 93 | 97.85 | 22 | 25 | 88.00 | 0 | 1 | 0 |
| 青海 | 66 | 67 | 98.51 | 40 | 41 | 97.56 | 6 | 7 | 85.71 | 0 | 0 | — |
| 宁夏 | 37 | 38 | 97.37 | 20 | 20 | 100.00 | 9 | 9 | 100.00 | 0 | 0 | — |
| 新疆 | 357 | 365 | 97.81 | 74 | 74 | 100.00 | 30 | 34 | 88.24 | 0 | 0 | — |

注:1. 中医医院指中医类医院,包含中医医院、中西医结合医院、民族医医院。

2. 新疆维吾尔自治区数据含新疆生产建设兵团数据。

3. 护理院包括按《2021 国家卫生健康统计调查制度》卫生机构(组织)类别分类的 A7 护理院机构。

表 1-0-4 医疗卫生机构年报表（专业公共卫生机构）填报情况

| 地区 | 合计 | | | 疾病预防控制中心 | | | 专科疾病防治院 | | | 妇幼保健院 | | | 急救中心 | | | 血站 | | | 卫生监督所 | | |
|---|---|---|---|---|---|---|---|---|---|---|---|---|---|---|---|---|---|---|---|---|---|
| | 填报数量/个 | 总数量/个 | 填报覆盖率/% | 填报数量/个 | 总数量/个 | 填报覆盖率/% | 填报数量/个 | 总数量/个 | 填报覆盖率/% | 填报数量/个 | 总数量/个 | 填报覆盖率/% | 填报数量/个 | 总数量/个 | 填报覆盖率/% | 填报数量/个 | 总数量/个 | 填报覆盖率/% | 填报数量/个 | 总数量/个 | 填报覆盖率/% |
| 总计 | 4 527 | 9 561 | 47.35 | 1 455 | 3 328 | 43.72 | 170 | 183 | 92.90 | 1 915 | 2 194 | 87.28 | 266 | 387 | 68.73 | 326 | 489 | 66.67 | 395 | 2 980 | 13.26 |
| 东部 | 1 446 | 3 049 | 47.43 | 478 | 1 022 | 46.77 | 92 | 99 | 92.93 | 597 | 655 | 91.15 | 136 | 174 | 78.16 | 122 | 167 | 73.05 | 21 | 932 | 2.25 |
| 中部 | 1 072 | 3 010 | 35.61 | 304 | 1 027 | 29.60 | 48 | 52 | 92.31 | 510 | 681 | 74.89 | 78 | 146 | 53.42 | 80 | 146 | 54.79 | 52 | 958 | 5.43 |
| 西部 | 2 009 | 3 502 | 57.37 | 673 | 1 279 | 52.62 | 30 | 32 | 93.75 | 808 | 858 | 94.17 | 52 | 67 | 77.61 | 124 | 176 | 70.45 | 322 | 1 090 | 29.54 |
| 北京 | 28 | 75 | 37.33 | 6 | 24 | 25.00 | 2 | 3 | 66.67 | 14 | 17 | 82.35 | 3 | 7 | 42.86 | 3 | 6 | 50.00 | 0 | 18 | 0 |
| 天津 | 21 | 57 | 36.84 | 10 | 20 | 50.00 | 1 | 2 | 50.00 | 3 | 4 | 75.00 | 4 | 6 | 66.67 | 3 | 7 | 42.86 | 0 | 18 | 0 |
| 河北 | 192 | 517 | 37.14 | 62 | 187 | 33.16 | 1 | 1 | 100.00 | 109 | 129 | 84.50 | 5 | 7 | 71.43 | 9 | 12 | 75.00 | 6 | 181 | 3.31 |
| 山西 | 98 | 369 | 26.56 | 38 | 131 | 29.01 | 1 | 2 | 50.00 | 50 | 92 | 54.35 | 2 | 11 | 18.18 | 7 | 14 | 50.00 | 0 | 119 | 0 |
| 内蒙古 | 94 | 308 | 30.52 | 30 | 120 | 25.00 | 3 | 3 | 100.00 | 42 | 42 | 100.00 | 6 | 8 | 75.00 | 12 | 18 | 66.67 | 1 | 117 | 0.85 |
| 辽宁 | 104 | 273 | 38.10 | 47 | 101 | 46.53 | 5 | 5 | 100.00 | 28 | 35 | 80.00 | 6 | 8 | 75.00 | 10 | 17 | 58.82 | 8 | 107 | 7.48 |
| 吉林 | 56 | 196 | 28.57 | 17 | 65 | 26.15 | 3 | 4 | 75.00 | 30 | 50 | 60.00 | 0 | 8 | 0 | 6 | 20 | 30.00 | 0 | 49 | 0 |
| 黑龙江 | 131 | 407 | 32.19 | 50 | 144 | 34.72 | 6 | 7 | 85.71 | 56 | 80 | 70.00 | 5 | 10 | 50.00 | 11 | 27 | 40.74 | 3 | 139 | 2.16 |
| 上海 | 37 | 62 | 59.68 | 14 | 19 | 73.68 | 1 | 1 | 100.00 | 6 | 7 | 85.71 | 10 | 10 | 100.00 | 6 | 8 | 75.00 | 0 | 17 | 0 |
| 江苏 | 142 | 324 | 43.83 | 54 | 114 | 47.37 | 7 | 7 | 100.00 | 43 | 43 | 100.00 | 19 | 25 | 76.00 | 19 | 30 | 63.33 | 0 | 105 | 0 |
| 浙江 | 143 | 332 | 43.07 | 40 | 103 | 38.83 | 2 | 3 | 66.67 | 60 | 66 | 90.91 | 25 | 37 | 67.57 | 16 | 24 | 66.67 | 0 | 99 | 0 |
| 安徽 | 101 | 306 | 33.01 | 36 | 122 | 29.51 | 16 | 19 | 84.21 | 24 | 27 | 88.89 | 17 | 18 | 94.44 | 18 | 21 | 85.71 | 1 | 113 | 0.88 |
| 福建 | 143 | 302 | 47.35 | 34 | 99 | 34.34 | 6 | 6 | 100.00 | 75 | 80 | 93.75 | 10 | 10 | 100.00 | 6 | 9 | 66.67 | 2 | 85 | 2.35 |
| 江西 | 137 | 348 | 39.37 | 34 | 127 | 26.77 | 6 | 6 | 100.00 | 74 | 78 | 94.87 | 13 | 15 | 86.67 | 8 | 12 | 66.67 | 2 | 110 | 1.82 |

续表

| 地区 | 合计 | | | 疾病预防控制中心 | | | 专科疾病防治院 | | | 妇幼保健院 | | | 急救中心 | | | 血站 | | | 卫生监督所 | | |
|---|---|---|---|---|---|---|---|---|---|---|---|---|---|---|---|---|---|---|---|---|---|
| | 填报数量/个 | 总数量/个 | 填报覆盖率/% | 填报数量/个 | 总数量/个 | 填报覆盖率/% | 填报数量/个 | 总数量/个 | 填报覆盖率/% | 填报数量/个 | 总数量/个 | 填报覆盖率/% | 填报数量/个 | 总数量/个 | 填报覆盖率/% | 填报数量/个 | 总数量/个 | 填报覆盖率/% | 填报数量/个 | 总数量/个 | 填报覆盖率/% |
| 山东 | 211 | 518 | 40.73 | 58 | 190 | 30.53 | 13 | 14 | 92.86 | 111 | 126 | 88.10 | 11 | 21 | 52.38 | 13 | 17 | 76.47 | 5 | 150 | 3.33 |
| 河南 | 246 | 591 | 41.62 | 48 | 180 | 26.67 | 3 | 3 | 100.00 | 108 | 137 | 78.83 | 28 | 66 | 42.42 | 14 | 22 | 63.64 | 45 | 183 | 24.59 |
| 湖北 | 161 | 363 | 44.35 | 47 | 114 | 41.23 | 12 | 12 | 100.00 | 82 | 97 | 84.54 | 11 | 16 | 68.75 | 8 | 16 | 50.00 | 1 | 108 | 0.93 |
| 湖南 | 142 | 430 | 33.02 | 34 | 144 | 23.61 | 12 | 13 | 92.31 | 86 | 120 | 71.67 | 2 | 2 | 100.00 | 8 | 14 | 57.14 | 0 | 137 | 0 |
| 广东 | 383 | 535 | 71.59 | 138 | 138 | 100.00 | 43 | 43 | 100.00 | 128 | 128 | 100.00 | 38 | 38 | 100.00 | 36 | 36 | 100.00 | 0 | 152 | 0 |
| 广西 | 235 | 382 | 61.52 | 51 | 121 | 42.15 | 11 | 12 | 91.67 | 103 | 106 | 97.17 | 4 | 4 | 100.00 | 12 | 14 | 85.71 | 54 | 125 | 43.20 |
| 海南 | 42 | 54 | 77.78 | 15 | 27 | 55.56 | 1 | 1 | 100.00 | 20 | 20 | 100.00 | 5 | 5 | 100.00 | 1 | 1 | 100.00 | 0 | 0 | — |
| 重庆 | 98 | 137 | 71.53 | 41 | 41 | 100.00 | 4 | 4 | 100.00 | 40 | 40 | 100.00 | 0 | 1 | 0 | 12 | 12 | 100.00 | 1 | 39 | 2.56 |
| 四川 | 632 | 639 | 98.90 | 209 | 212 | 98.58 | 6 | 6 | 100.00 | 197 | 197 | 100.00 | 24 | 24 | 100.00 | 22 | 22 | 100.00 | 174 | 178 | 97.75 |
| 贵州 | 221 | 313 | 70.61 | 67 | 100 | 67.00 | 1 | 1 | 100.00 | 91 | 99 | 91.92 | 4 | 7 | 57.14 | 22 | 27 | 81.48 | 36 | 79 | 45.57 |
| 云南 | 211 | 467 | 45.18 | 48 | 150 | 32.00 | 1 | 1 | 100.00 | 140 | 147 | 95.24 | 8 | 10 | 80.00 | 13 | 16 | 81.25 | 1 | 143 | 0.70 |
| 西藏 | 47 | 98 | 47.96 | 42 | 82 | 51.22 | 0 | 0 | — | 4 | 7 | 57.14 | 0 | 0 | — | 1 | 7 | 14.29 | 0 | 2 | 0 |
| 陕西 | 127 | 342 | 37.13 | 49 | 119 | 41.18 | 1 | 2 | 50.00 | 70 | 93 | 75.27 | 2 | 5 | 40.00 | 5 | 10 | 50.00 | 0 | 113 | 0 |
| 甘肃 | 70 | 258 | 27.13 | 23 | 103 | 22.33 | 1 | 1 | 100.00 | 43 | 43 | 100.00 | 0 | 3 | 0 | 3 | 15 | 20.00 | 0 | 93 | 0 |
| 青海 | 48 | 147 | 32.65 | 17 | 53 | 32.08 | 0 | 0 | — | 25 | 31 | 80.65 | 0 | 0 | — | 5 | 9 | 55.56 | 0 | 53 | 0 |
| 宁夏 | 67 | 67 | 100.00 | 25 | 25 | 100.00 | 0 | 0 | — | 10 | 10 | 100.00 | 3 | 3 | 100.00 | 5 | 5 | 100.00 | 24 | 24 | 100.00 |
| 新疆 | 159 | 344 | 46.22 | 71 | 153 | 46.41 | 1 | 1 | 100.00 | 43 | 43 | 100.00 | 1 | 2 | 50.00 | 12 | 21 | 57.14 | 31 | 124 | 25.00 |

表1-0-5 卫生人力基本信息调查表（专业公共卫生机构信息化人员）填报情况

| 地区 | 合计 | | | 疾病预防控制中心 | | | 专科疾病防治院 | | | 妇幼保健院 | | | 急救中心 | | | 血站 | | | 卫生监督所 | | |
|---|---|---|---|---|---|---|---|---|---|---|---|---|---|---|---|---|---|---|---|---|---|
| | 填报数量/个 | 总数量/个 | 填报覆盖率/% | 填报数量/个 | 总数量/个 | 填报覆盖率/% | 填报数量/个 | 总数量/个 | 填报覆盖率/% | 填报数量/个 | 总数量/个 | 填报覆盖率/% | 填报数量/个 | 总数量/个 | 填报覆盖率/% | 填报数量/个 | 总数量/个 | 填报覆盖率/% | 填报数量/个 | 总数量/个 | 填报覆盖率/% |
| 总计 | 340 | 9 561 | 3.56 | 47 | 3 328 | 1.41 | 19 | 183 | 10.38 | 235 | 2 194 | 10.71 | 7 | 387 | 1.81 | 12 | 489 | 2.45 | 20 | 2 980 | 0.67 |
| 东部 | 143 | 3 049 | 4.69 | 22 | 1 022 | 2.15 | 11 | 99 | 11.11 | 99 | 655 | 15.11 | 5 | 174 | 2.87 | 2 | 167 | 1.20 | 4 | 932 | 0.43 |
| 中部 | 104 | 3 010 | 3.46 | 16 | 1 027 | 1.56 | 6 | 52 | 11.54 | 63 | 681 | 9.25 | 1 | 146 | 0.68 | 6 | 146 | 4.11 | 12 | 958 | 1.25 |
| 西部 | 93 | 3 502 | 2.66 | 9 | 1 279 | 0.70 | 2 | 32 | 6.25 | 73 | 858 | 8.51 | 1 | 67 | 1.49 | 4 | 176 | 2.27 | 4 | 1 090 | 0.37 |
| 北京 | 8 | 75 | 10.67 | 4 | 24 | 16.67 | 2 | 3 | 66.67 | 1 | 17 | 5.88 | 0 | 7 | 0 | 0 | 6 | 0 | 1 | 18 | 5.56 |
| 天津 | 0 | 57 | 0 | 0 | 20 | 0 | 0 | 2 | 0 | 0 | 4 | 0 | 0 | 6 | 0 | 0 | 7 | 0 | 0 | 18 | 0 |
| 河北 | 11 | 517 | 2.13 | 1 | 187 | 0.53 | 0 | 1 | 0 | 10 | 129 | 7.75 | 0 | 7 | 0 | 0 | 12 | 0 | 0 | 181 | 0 |
| 山西 | 7 | 369 | 1.90 | 1 | 131 | 0.76 | 0 | 2 | 0 | 2 | 92 | 2.17 | 0 | 11 | 0 | 2 | 14 | 14.29 | 2 | 119 | 1.68 |
| 内蒙古 | 5 | 308 | 1.62 | 0 | 120 | 0 | 1 | 3 | 33.33 | 4 | 42 | 9.52 | 0 | 8 | 0 | 0 | 18 | 0 | 0 | 117 | 0 |
| 辽宁 | 3 | 273 | 1.10 | 1 | 101 | 0.99 | 1 | 5 | 20.00 | 1 | 35 | 2.86 | 0 | 8 | 0 | 0 | 17 | 0 | 0 | 107 | 0 |
| 吉林 | 6 | 196 | 3.06 | 2 | 65 | 3.08 | 2 | 4 | 50.00 | 1 | 50 | 2.00 | 0 | 8 | 0 | 0 | 20 | 0 | 1 | 49 | 2.04 |
| 黑龙江 | 14 | 407 | 3.44 | 4 | 144 | 2.78 | 1 | 7 | 14.29 | 7 | 80 | 8.75 | 0 | 10 | 0 | 1 | 27 | 3.70 | 1 | 139 | 0.72 |
| 上海 | 4 | 62 | 6.45 | 2 | 19 | 10.53 | 0 | 1 | 0 | 2 | 7 | 28.57 | 0 | 10 | 0 | 0 | 8 | 0 | 0 | 17 | 0 |
| 江苏 | 16 | 324 | 4.94 | 4 | 114 | 3.51 | 1 | 7 | 14.29 | 10 | 43 | 23.26 | 1 | 25 | 4.00 | 0 | 30 | 0 | 0 | 105 | 0 |
| 浙江 | 7 | 332 | 2.11 | 1 | 103 | 0.97 | 1 | 3 | 33.33 | 3 | 66 | 4.55 | 2 | 37 | 5.41 | 0 | 24 | 0 | 0 | 99 | 0 |
| 安徽 | 4 | 306 | 1.31 | 1 | 122 | 0.82 | 0 | 5 | 0 | 3 | 27 | 11.11 | 0 | 18 | 0 | 0 | 21 | 0 | 0 | 113 | 0 |
| 福建 | 14 | 302 | 4.64 | 0 | 99 | 0 | 2 | 19 | 10.53 | 12 | 80 | 15.00 | 0 | 10 | 0 | 0 | 9 | 0 | 0 | 85 | 0 |
| 江西 | 22 | 348 | 6.32 | 2 | 127 | 1.57 | 0 | 6 | 0 | 15 | 78 | 19.23 | 1 | 15 | 6.67 | 1 | 12 | 8.33 | 3 | 110 | 2.73 |

续表

| 地区 | 合计 | | | 疾病预防控制中心 | | | 专科疾病防治院 | | | 妇幼保健院 | | | 急救中心 | | | 血站 | | | 卫生监督所 | | |
|---|---|---|---|---|---|---|---|---|---|---|---|---|---|---|---|---|---|---|---|---|---|
| | 填报数量/个 | 总数量/个 | 填报覆盖率/% | 填报数量/个 | 总数量/个 | 填报覆盖率/% | 填报数量/个 | 总数量/个 | 填报覆盖率/% | 填报数量/个 | 总数量/个 | 填报覆盖率/% | 填报数量/个 | 总数量/个 | 填报覆盖率/% | 填报数量/个 | 总数量/个 | 填报覆盖率/% | 填报数量/个 | 总数量/个 | 填报覆盖率/% |
| 山东 | 12 | 518 | 2.32 | 2 | 190 | 1.05 | 0 | 14 | 0 | 9 | 126 | 7.14 | 0 | 21 | 0 | 0 | 17 | 0 | 1 | 150 | 0.67 |
| 河南 | 12 | 591 | 2.03 | 0 | 180 | 0 | 0 | 3 | 0 | 10 | 137 | 7.30 | 0 | 66 | 0 | 0 | 22 | 0 | 2 | 183 | 1.09 |
| 湖北 | 31 | 363 | 8.54 | 6 | 114 | 5.26 | 3 | 12 | 25.00 | 18 | 97 | 18.56 | 0 | 16 | 0 | 1 | 16 | 6.25 | 3 | 108 | 2.78 |
| 湖南 | 8 | 430 | 1.86 | 0 | 144 | 0 | 0 | 13 | 0 | 7 | 120 | 5.83 | 0 | 2 | 0 | 1 | 14 | 7.14 | 0 | 137 | 0 |
| 广东 | 64 | 535 | 11.96 | 6 | 138 | 4.35 | 4 | 43 | 9.30 | 48 | 128 | 37.50 | 2 | 38 | 5.26 | 2 | 36 | 5.56 | 2 | 152 | 1.32 |
| 广西 | 31 | 382 | 8.12 | 1 | 121 | 0.83 | 0 | 12 | 0 | 30 | 106 | 28.30 | 0 | 4 | 0 | 0 | 14 | 0 | 0 | 125 | 0 |
| 海南 | 4 | 54 | 7.41 | 1 | 27 | 3.70 | 0 | 1 | 0 | 3 | 20 | 15.00 | 0 | 5 | 0 | 0 | 1 | 0 | 0 | 0 | — |
| 重庆 | 3 | 137 | 2.19 | 0 | 41 | 0 | 0 | 4 | 0 | 3 | 40 | 7.50 | 0 | 1 | 0 | 0 | 12 | 0 | 0 | 39 | 0 |
| 四川 | 2 | 639 | 0.31 | 1 | 212 | 0.47 | 0 | 6 | 0 | 1 | 197 | 0.51 | 0 | 24 | 0 | 0 | 22 | 0 | 0 | 178 | 0 |
| 贵州 | 14 | 313 | 4.47 | 1 | 100 | 1.00 | 0 | 1 | 0 | 13 | 99 | 13.13 | 0 | 7 | 0 | 0 | 27 | 0 | 0 | 79 | 0 |
| 云南 | 17 | 467 | 3.64 | 0 | 150 | 0 | 0 | 1 | 0 | 13 | 147 | 8.84 | 1 | 10 | 10.00 | 2 | 16 | 12.50 | 1 | 143 | 0.70 |
| 西藏 | 1 | 98 | 1.02 | 1 | 82 | 1.22 | 0 | 0 | — | 0 | 7 | 0 | 0 | 0 | — | 0 | 7 | 0 | 0 | 2 | 0 |
| 陕西 | 11 | 342 | 3.22 | 3 | 119 | 2.52 | 1 | 2 | 50.00 | 5 | 93 | 5.38 | 0 | 5 | 0 | 1 | 10 | 10.00 | 1 | 113 | 0.88 |
| 甘肃 | 5 | 258 | 1.94 | 1 | 103 | 0.97 | 0 | 1 | 0 | 3 | 43 | 6.98 | 0 | 3 | 0 | 0 | 15 | 0 | 1 | 93 | 1.08 |
| 青海 | 4 | 147 | 2.72 | 1 | 53 | 1.89 | 0 | 1 | 0 | 1 | 31 | 3.23 | 0 | 0 | — | 1 | 9 | 11.11 | 1 | 53 | 1.89 |
| 宁夏 | 0 | 67 | 0 | 0 | 25 | 0 | 0 | 0 | — | 0 | 10 | 0 | 0 | 3 | 0 | 0 | 5 | 0 | 0 | 24 | 0 |
| 新疆 | 0 | 344 | 0 | 0 | 153 | 0 | 0 | 1 | 0 | 0 | 43 | 0 | 0 | 2 | 0 | 0 | 21 | 0 | 0 | 124 | 0 |

表 1-0-6　卫生人力基本信息调查表（基层医疗卫生机构信息化人员）填报情况

| 地区 | 合计 | | | 按机构类别分 | | | | | |
|------|------|------|------|------|------|------|------|------|------|
| | | | | 社区卫生服务中心 | | | 卫生院 | | |
| | 填报数量/个 | 总数量/个 | 填报覆盖率/% | 填报数量/个 | 总数量/个 | 填报覆盖率/% | 填报数量/个 | 总数量/个 | 填报覆盖率/% |
| 总计 | 541 | 44 391 | 1.22 | 262 | 9 093 | 2.88 | 279 | 35 298 | 0.79 |
| 东部 | 360 | 13 247 | 2.72 | 197 | 4 330 | 4.55 | 163 | 8 917 | 1.83 |
| 中部 | 119 | 13 971 | 0.85 | 44 | 2 485 | 1.77 | 75 | 11 486 | 0.65 |
| 西部 | 62 | 17 173 | 0.36 | 21 | 2 278 | 0.92 | 41 | 14 895 | 0.28 |
| 北京 | 43 | 327 | 13.15 | 43 | 327 | 13.15 | 0 | 0 | — |
| 天津 | 4 | 262 | 1.53 | 4 | 125 | 3.20 | 0 | 137 | 0 |
| 河北 | 19 | 2 239 | 0.85 | 3 | 269 | 1.12 | 16 | 1 970 | 0.81 |
| 山西 | 4 | 1 767 | 0.23 | 3 | 211 | 1.42 | 1 | 1 556 | 0.06 |
| 内蒙古 | 3 | 1 532 | 0.20 | 1 | 281 | 0.36 | 2 | 1 251 | 0.16 |
| 辽宁 | 3 | 1 256 | 0.24 | 1 | 320 | 0.31 | 2 | 936 | 0.21 |
| 吉林 | 11 | 981 | 1.12 | 4 | 219 | 1.83 | 7 | 762 | 0.92 |
| 黑龙江 | 18 | 1 418 | 1.27 | 11 | 447 | 2.46 | 7 | 971 | 0.72 |
| 上海 | 51 | 335 | 15.22 | 51 | 335 | 15.22 | 0 | 0 | — |
| 江苏 | 59 | 1 521 | 3.88 | 22 | 546 | 4.03 | 37 | 975 | 3.79 |
| 浙江 | 23 | 1 525 | 1.51 | 11 | 500 | 2.20 | 12 | 1 025 | 1.17 |
| 安徽 | 20 | 1 667 | 1.20 | 6 | 312 | 1.92 | 14 | 1 355 | 1.03 |
| 福建 | 20 | 1 117 | 1.79 | 8 | 226 | 3.54 | 12 | 891 | 1.35 |
| 江西 | 9 | 1 749 | 0.51 | 3 | 155 | 1.94 | 6 | 1 594 | 0.38 |
| 山东 | 22 | 2 061 | 1.07 | 5 | 524 | 0.95 | 17 | 1 537 | 1.11 |
| 河南 | 23 | 2 457 | 0.94 | 7 | 438 | 1.61 | 16 | 2 019 | 0.79 |
| 湖北 | 28 | 1 436 | 1.95 | 8 | 304 | 2.63 | 20 | 1 132 | 1.77 |
| 湖南 | 6 | 2 496 | 0.24 | 2 | 399 | 0.50 | 4 | 2 097 | 0.19 |
| 广东 | 114 | 2 286 | 4.99 | 49 | 1 114 | 4.40 | 65 | 1 172 | 5.55 |
| 广西 | 6 | 1 431 | 0.42 | 0 | 168 | 0 | 6 | 1 263 | 0.48 |
| 海南 | 2 | 318 | 0.63 | 0 | 44 | 0 | 2 | 274 | 0.73 |
| 重庆 | 17 | 1 054 | 1.61 | 8 | 235 | 3.40 | 9 | 819 | 1.10 |
| 四川 | 2 | 4 149 | 0.05 | 0 | 470 | 0 | 2 | 3 679 | 0.05 |
| 贵州 | 12 | 1 645 | 0.73 | 5 | 267 | 1.87 | 7 | 1 378 | 0.51 |
| 云南 | 7 | 1 569 | 0.45 | 1 | 174 | 0.57 | 6 | 1 395 | 0.43 |
| 西藏 | 0 | 685 | 0 | 0 | 10 | 0 | 0 | 675 | 0 |
| 陕西 | 9 | 1 798 | 0.50 | 4 | 261 | 1.53 | 5 | 1 537 | 0.33 |
| 甘肃 | 4 | 1 550 | 0.26 | 1 | 191 | 0.52 | 3 | 1 359 | 0.22 |
| 青海 | 0 | 440 | 0 | 0 | 31 | 0 | 0 | 409 | 0 |
| 宁夏 | 0 | 242 | 0 | 0 | 37 | 0 | 0 | 205 | 0 |
| 新疆 | 2 | 1 078 | 0.19 | 1 | 153 | 0.65 | 1 | 925 | 0.11 |

表 1-0-7  医疗卫生信息化建设调查表（基层医疗卫生机构）填报情况

| 地区 | 合计 | | | 机构类别 | | | | | |
|---|---|---|---|---|---|---|---|---|---|
| | | | | 社区卫生服务中心 | | | 卫生院 | | |
| | 填报数量/个 | 总数量/个 | 填报覆盖率/% | 填报数量/个 | 总数量/个 | 填报覆盖率/% | 填报数量/个 | 总数量/个 | 填报覆盖率/% |
| 总计 | 44 242 | 44 391 | 99.66 | 9 042 | 9 093 | 99.44 | 35 200 | 35 298 | 99.72 |
| 东部 | 13 168 | 13 247 | 99.40 | 4 295 | 4 330 | 99.19 | 8 873 | 8 917 | 99.51 |
| 中部 | 13 962 | 13 971 | 99.94 | 2 483 | 2 485 | 99.92 | 11 479 | 11 486 | 99.94 |
| 西部 | 17 112 | 17 173 | 99.64 | 2 264 | 2 278 | 99.39 | 14 848 | 14 895 | 99.68 |
| 北京 | 326 | 327 | 99.69 | 326 | 327 | 99.69 | 0 | 0 | — |
| 天津 | 243 | 262 | 92.75 | 109 | 125 | 87.20 | 134 | 137 | 97.81 |
| 河北 | 2 239 | 2 239 | 100.00 | 269 | 269 | 100.00 | 1 970 | 1 970 | 100.00 |
| 山西 | 1 767 | 1 767 | 100.00 | 211 | 211 | 100.00 | 1 556 | 1 556 | 100.00 |
| 内蒙古 | 1 532 | 1 532 | 100.00 | 281 | 281 | 100.00 | 1 251 | 1 251 | 100.00 |
| 辽宁 | 1 256 | 1 256 | 100.00 | 320 | 320 | 100.00 | 936 | 936 | 100.00 |
| 吉林 | 980 | 981 | 99.90 | 219 | 219 | 100.00 | 761 | 762 | 99.87 |
| 黑龙江 | 1 410 | 1 418 | 99.44 | 445 | 447 | 99.55 | 965 | 971 | 99.38 |
| 上海 | 335 | 335 | 100.00 | 335 | 335 | 100.00 | 0 | 0 | — |
| 江苏 | 1 465 | 1 521 | 96.32 | 529 | 546 | 96.89 | 936 | 975 | 96.00 |
| 浙江 | 1 525 | 1 525 | 100.00 | 500 | 500 | 100.00 | 1 025 | 1 025 | 100.00 |
| 安徽 | 1 667 | 1 667 | 100.00 | 312 | 312 | 100.00 | 1 355 | 1 355 | 100.00 |
| 福建 | 1 116 | 1 117 | 99.91 | 225 | 226 | 99.56 | 891 | 891 | 100.00 |
| 江西 | 1 749 | 1 749 | 100.00 | 155 | 155 | 100.00 | 1 594 | 1 594 | 100.00 |
| 山东 | 2 061 | 2 061 | 100.00 | 524 | 524 | 100.00 | 1 537 | 1 537 | 100.00 |
| 河南 | 2 457 | 2 457 | 100.00 | 438 | 438 | 100.00 | 2 019 | 2 019 | 100.00 |
| 湖北 | 1 436 | 1 436 | 100.00 | 304 | 304 | 100.00 | 1 132 | 1 132 | 100.00 |
| 湖南 | 2 496 | 2 496 | 100.00 | 399 | 399 | 100.00 | 2 097 | 2 097 | 100.00 |
| 广东 | 2 286 | 2 286 | 100.00 | 1 114 | 1 114 | 100.00 | 1 172 | 1 172 | 100.00 |
| 广西 | 1 431 | 1 431 | 100.00 | 168 | 168 | 100.00 | 1 263 | 1 263 | 100.00 |
| 海南 | 316 | 318 | 99.37 | 44 | 44 | 100.00 | 272 | 274 | 99.27 |
| 重庆 | 1 054 | 1 054 | 100.00 | 235 | 235 | 100.00 | 819 | 819 | 100.00 |
| 四川 | 4 123 | 4 149 | 99.37 | 468 | 470 | 99.57 | 3 655 | 3 679 | 99.35 |
| 贵州 | 1 643 | 1 645 | 99.88 | 265 | 267 | 99.25 | 1 378 | 1 378 | 100.00 |

续表

| 地区 | 合计 | | | 机构类别 | | | | | |
|---|---|---|---|---|---|---|---|---|---|
| | 填报数量/个 | 总数量/个 | 填报覆盖率/% | 社区卫生服务中心 | | | 卫生院 | | |
| | | | | 填报数量/个 | 总数量/个 | 填报覆盖率/% | 填报数量/个 | 总数量/个 | 填报覆盖率/% |
| 云南 | 1 569 | 1 569 | 100.00 | 174 | 174 | 100.00 | 1 395 | 1 395 | 100.00 |
| 西藏 | 685 | 685 | 100.00 | 10 | 10 | 100.00 | 675 | 675 | 100.00 |
| 陕西 | 1 791 | 1 798 | 99.61 | 254 | 261 | 97.32 | 1 537 | 1 537 | 100.00 |
| 甘肃 | 1 525 | 1 550 | 98.39 | 188 | 191 | 98.43 | 1 337 | 1 359 | 98.38 |
| 青海 | 439 | 440 | 99.77 | 31 | 31 | 100.00 | 408 | 409 | 99.76 |
| 宁夏 | 242 | 242 | 100.00 | 37 | 37 | 100.00 | 205 | 205 | 100.00 |
| 新疆 | 1 078 | 1 078 | 100.00 | 153 | 153 | 100.00 | 925 | 925 | 100.00 |

# 二、基础资源

## （一）简要说明

本部分主要介绍全国及 31 个省（自治区、直辖市）各级各类公立医院、专业公共卫生机构信息化基础资源情况，包括服务器 CPU 总核数、存储容量、电脑终端数量，以及网络安全等级保护第三级信息系统备案情况。

## （二）主要指标及计算

各类机构（三级医院、二级及以下医院等）院均完成网络安全等级保护第三级信息系统备案数量占比（%）：完成网络安全等级保护第三级信息系统备案的各类机构数量 / 各类机构数量 ×100%。

## （三）数据情况

### 1. 公立医院

表 2-1-1　各类公立医院信息化基础资源总量

| 类别 | 服务器 CPU 总核数 / 个 | 已使用存储总容量 /T | 电脑终端总数 / 台 |
|---|---|---|---|
| 公立医院 | 2 017 135 | 662 689 | 4 085 102 |
| 综合医院 | 1 399 641 | 489 230 | 2 944 875 |
| 中医类医院 | 344 673 | 99 517 | 718 915 |
| 专科医院 [a] | 272 078 | 73 601 | 419 932 |
| 其中:口腔医院 | 19 789 | 4 876 | 27 973 |
| 眼科医院 | 10 107 | 1 943 | 14 562 |
| 肿瘤医院 | 48 147 | 13 673 | 67 835 |
| 心血管病医院 | 12 624 | 3 726 | 14 325 |
| 妇产(科)医院 | 13 137 | 3 184 | 22 503 |
| 儿童医院 | 30 031 | 7 668 | 48 864 |
| 精神病医院 | 62 047 | 15 608 | 102 638 |
| 传染病医院 | 34 873 | 7 786 | 49 011 |
| 康复医院 | 9 014 | 2 954 | 14 855 |
| 护理院 | 743 | 341 | 1 380 |

注: [a] 仅列举部分类别专科医院数据。

表 2-1-2　各类公立医院院均信息化基础资源

| 类别 | 院均服务器 CPU 核数 / 个 | 院均已使用存储容量 /T | 院均电脑终端数 / 台 |
|---|---|---|---|
| 公立医院 | 201.61 | 66.84 | 404.79 |
| 综合医院 | 232.65 | 82.18 | 484.75 |
| 中医类医院 | 143.43 | 41.48 | 297.07 |
| 专科医院 [a] | 178.18 | 48.90 | 273.39 |
| 其中:口腔医院 | 159.59 | 39.32 | 218.54 |
| 眼科医院 | 206.27 | 40.47 | 291.24 |
| 肿瘤医院 | 678.13 | 192.58 | 955.42 |
| 心血管病医院 | 841.57 | 248.42 | 955.00 |
| 妇产(科)医院 | 305.50 | 75.81 | 511.43 |
| 儿童医院 | 638.96 | 166.70 | 997.22 |
| 精神病医院 | 98.49 | 25.21 | 161.89 |
| 传染病医院 | 223.54 | 50.23 | 316.20 |
| 康复医院 | 62.60 | 20.66 | 104.61 |
| 护理院 | 12.59 | 5.89 | 22.62 |

注: [a] 仅列举部分类别专科医院数据。

表 2-1-3 各地区公立医院信息化基础资源总量

| 地区 | 服务器 CPU 总核数 / 个 | 已使用存储设备总容量 /T | 电脑终端总数 / 台 |
|---|---|---|---|
| 总计 | 2 017 135 | 662 687.33 | 4 085 102 |
| 东部 | 1 029 454 | 334 627.92 | 1 998 696 |
| 中部 | 446 857 | 156 806.62 | 1 011 239 |
| 西部 | 540 824 | 171 252.79 | 1 075 167 |
| 北京 | 97 537 | 24 074.90 | 137 973 |
| 天津 | 34 048 | 7 782.93 | 51 471 |
| 河北 | 69 208 | 25 189.11 | 176 813 |
| 山西 | 38 233 | 9 772.40 | 85 313 |
| 内蒙古 | 41 485 | 13 765.99 | 85 984 |
| 辽宁 | 45 433 | 20 852.02 | 128 787 |
| 吉林 | 25 622 | 11 303.63 | 55 978 |
| 黑龙江 | 25 891 | 9 022.37 | 89 030 |
| 上海 | 88 385 | 28 538.72 | 133 111 |
| 江苏 | 120 027 | 46 083.26 | 251 325 |
| 浙江 | 123 035 | 46 108.40 | 267 930 |
| 安徽 | 69 632 | 19 313.88 | 136 656 |
| 福建 | 57 648 | 21 178.80 | 116 248 |
| 江西 | 42 574 | 14 841.44 | 101 881 |
| 山东 | 147 839 | 42 442.99 | 284 670 |
| 河南 | 109 957 | 32 859.32 | 212 150 |
| 湖北 | 89 352 | 36 882.54 | 171 855 |
| 湖南 | 45 596 | 22 811.04 | 158 376 |
| 广东 | 233 776 | 69 202.72 | 418 633 |
| 广西 | 61 169 | 22 882.02 | 149 141 |
| 海南 | 12 518 | 3 174.07 | 31 735 |
| 重庆 | 40 850 | 10 238.57 | 83 970 |
| 四川 | 130 622 | 40 787.68 | 243 418 |
| 贵州 | 60 301 | 13 704.58 | 97 054 |
| 云南 | 53 616 | 21 656.15 | 120 302 |
| 西藏 | 3 671 | 1 685.74 | 5 702 |
| 陕西 | 50 802 | 14 866.61 | 106 837 |
| 甘肃 | 24 120 | 7 932.69 | 49 975 |
| 青海 | 12 571 | 4 674.97 | 20 098 |
| 宁夏 | 16 876 | 4 839.00 | 25 797 |
| 新疆 | 44 741 | 14 218.79 | 86 889 |

表 2-1-4　各地区公立医院服务器 CPU 总核数

单位：个

| 地区 | 公立医院 | 按医院级别分 | | | | 按机构类别分 | | | |
| --- | --- | --- | --- | --- | --- | --- | --- | --- | --- |
| | | 三级医院 | 二级医院 | 一级医院 | 未定级 | 综合医院 | 中医类医院 | 专科医院 | 护理院 |
| 总计 | 2 017 135 | 1 419 642 | 556 274 | 16 691 | 24 528 | 1 399 641 | 344 673 | 272 078 | 743 |
| 东部 | 1 029 454 | 765 529 | 242 005 | 9 223 | 12 697 | 699 761 | 168 988 | 160 079 | 626 |
| 中部 | 446 857 | 299 275 | 141 206 | 3 974 | 2 402 | 327 823 | 71 326 | 47 673 | 35 |
| 西部 | 540 824 | 354 838 | 173 063 | 3 494 | 9 429 | 372 057 | 104 359 | 64 326 | 82 |
| 北京 | 97 537 | 88 910 | 7 690 | 937 | — | 50 064 | 17 536 | 29 937 | — |
| 天津 | 34 048 | 28 289 | 5 652 | 107 | — | 20 513 | 4 979 | 8 556 | |
| 河北 | 69 208 | 38 176 | 29 684 | 597 | 751 | 53 903 | 8 481 | 6 824 | |
| 山西 | 38 233 | 20 189 | 16 998 | 653 | 393 | 26 650 | 4 729 | 6 854 | |
| 内蒙古 | 41 485 | 27 750 | 13 090 | 258 | 387 | 27 490 | 8 803 | 5 192 | 0 |
| 辽宁 | 45 433 | 38 254 | 6 383 | 569 | 227 | 34 175 | 5 404 | 5 854 | |
| 吉林 | 25 622 | 18 466 | 6 920 | 80 | 156 | 21 801 | 1 788 | 2 033 | — |
| 黑龙江 | 25 891 | 17 012 | 8 219 | 498 | 162 | 18 136 | 3 875 | 3 861 | 19 |
| 上海 | 88 385 | 65 262 | 22 313 | 250 | 560 | 58 898 | 10 808 | 18 369 | 310 |
| 江苏 | 120 027 | 102 995 | 14 450 | 887 | 1 695 | 79 992 | 22 553 | 17 256 | 226 |
| 浙江 | 123 035 | 83 634 | 34 889 | 0 | 4 512 | 81 377 | 22 248 | 19 410 | 0 |
| 安徽 | 69 632 | 45 659 | 23 227 | 353 | 393 | 47 204 | 13 901 | 8 527 | 0 |
| 福建 | 57 648 | 36 686 | 20 264 | 663 | 35 | 39 782 | 10 894 | 6 972 | — |
| 江西 | 42 574 | 27 356 | 14 182 | 219 | 817 | 29 766 | 7 103 | 5 705 | |
| 山东 | 147 839 | 91 259 | 52 300 | 2 498 | 1 782 | 103 323 | 26 751 | 17 725 | 40 |
| 河南 | 109 957 | 74 095 | 34 373 | 1 406 | 83 | 80 976 | 14 710 | 14 271 | |
| 湖北 | 89 352 | 66 655 | 22 216 | 205 | 276 | 72 725 | 13 005 | 3 622 | 0 |
| 湖南 | 45 596 | 29 843 | 15 071 | 560 | 122 | 30 565 | 12 215 | 2 800 | 16 |
| 广东 | 233 776 | 184 146 | 44 069 | 2 652 | 2 909 | 168 369 | 36 929 | 28 428 | 50 |
| 广西 | 61 169 | 42 541 | 18 291 | 283 | 54 | 39 644 | 10 822 | 10 703 | — |
| 海南 | 12 518 | 7 918 | 4 311 | 63 | 226 | 9 365 | 2 405 | 748 | |
| 重庆 | 40 850 | 23 564 | 16 683 | 337 | 266 | 25 972 | 7 180 | 7 618 | 80 |
| 四川 | 130 622 | 99 556 | 25 497 | 664 | 4 905 | 83 419 | 30 273 | 16 930 | — |
| 贵州 | 60 301 | 36 601 | 23 003 | 325 | 372 | 41 088 | 13 778 | 5 435 | — |
| 云南 | 53 616 | 30 874 | 21 520 | 274 | 948 | 36 580 | 11 114 | 5 922 | 0 |
| 西藏 | 3 671 | 2 928 | 276 | 290 | 177 | 2 347 | 1 158 | 166 | — |
| 陕西 | 50 802 | 31 384 | 18 011 | 171 | 1 236 | 38 149 | 7 396 | 5 255 | 2 |
| 甘肃 | 24 120 | 14 897 | 8 870 | 29 | 324 | 17 035 | 5 735 | 1 350 | |
| 青海 | 12 571 | 6 992 | 5 179 | — | 400 | 8 048 | 2 385 | 2 138 | |
| 宁夏 | 16 876 | 11 017 | 5 793 | 66 | 0 | 13 767 | 2 678 | 431 | |
| 新疆 | 44 741 | 26 734 | 16 850 | 797 | 360 | 38 518 | 3 037 | 3 186 | — |

表 2-1-5  各地区公立医院院均服务器 CPU 核数

单位:个

| 地区 | 公立医院 | 按医院级别分 | | | | 按机构类别分 | | | |
|---|---|---|---|---|---|---|---|---|---|
| | | 三级医院 | 二级医院 | 一级医院 | 未定级 | 综合医院 | 中医类医院 | 专科医院 | 护理院 |
| 总计 | 201.61 | 534.50 | 112.65 | 10.35 | 30.70 | 232.65 | 143.43 | 178.18 | 12.59 |
| 东部 | 263.42 | 671.52 | 142.11 | 13.01 | 35.67 | 301.62 | 210.97 | 216.32 | 13.32 |
| 中部 | 158.35 | 429.38 | 96.52 | 8.09 | 14.05 | 189.49 | 103.07 | 121.30 | 5.00 |
| 西部 | 165.14 | 433.26 | 97.67 | 8.48 | 34.67 | 189.25 | 114.68 | 163.26 | 16.40 |
| 北京 | 637.50 | 1 084.27 | 170.89 | 36.04 | — | 650.18 | 417.52 | 880.50 | — |
| 天津 | 333.80 | 614.98 | 148.74 | 5.94 | — | 402.22 | 276.61 | 259.27 | — |
| 河北 | 116.12 | 459.95 | 92.76 | 3.73 | 22.76 | 138.93 | 61.46 | 97.49 | — |
| 山西 | 119.11 | 388.25 | 92.38 | 15.93 | 8.93 | 135.28 | 59.86 | 152.31 | — |
| 内蒙古 | 136.02 | 346.88 | 70.76 | 10.32 | 25.80 | 176.22 | 83.84 | 120.74 | 0 |
| 辽宁 | 120.19 | 303.60 | 44.02 | 7.90 | 6.49 | 151.22 | 87.16 | 65.04 | — |
| 吉林 | 146.41 | 419.68 | 67.84 | 4.21 | 15.60 | 218.01 | 41.58 | 63.53 | — |
| 黑龙江 | 59.52 | 189.02 | 39.33 | 4.83 | 4.91 | 62.75 | 45.06 | 65.44 | 19.00 |
| 上海 | 570.23 | 1 255.04 | 245.20 | 41.67 | 93.33 | 755.10 | 491.27 | 382.69 | 44.29 |
| 江苏 | 294.91 | 598.81 | 127.88 | 12.15 | 34.59 | 410.22 | 296.75 | 152.71 | 9.83 |
| 浙江 | 338.01 | 669.07 | 210.17 | 0.00 | 62.67 | 398.91 | 241.83 | 289.70 | 0 |
| 安徽 | 209.10 | 501.74 | 138.26 | 6.66 | 18.71 | 239.61 | 175.96 | 160.88 | 0 |
| 福建 | 219.19 | 539.49 | 137.85 | 15.79 | 5.83 | 282.14 | 155.63 | 134.07 | — |
| 江西 | 154.25 | 355.27 | 97.14 | 7.30 | 35.52 | 193.29 | 84.56 | 150.13 | — |
| 山东 | 227.44 | 616.61 | 180.97 | 15.42 | 34.94 | 251.39 | 215.73 | 167.22 | 4.44 |
| 河南 | 194.27 | 612.36 | 126.84 | 8.52 | 9.22 | 220.04 | 114.03 | 206.83 | — |
| 湖北 | 264.36 | 574.61 | 125.51 | 7.07 | 17.25 | 351.33 | 151.22 | 82.32 | 0 |
| 湖南 | 120.62 | 281.54 | 73.16 | 10.98 | 8.13 | 140.21 | 115.24 | 52.83 | 16.00 |
| 广东 | 316.77 | 840.85 | 139.46 | 22.29 | 34.63 | 357.47 | 263.78 | 236.90 | 7.14 |
| 广西 | 189.38 | 525.20 | 93.32 | 8.84 | 3.86 | 229.16 | 109.31 | 209.86 | — |
| 海南 | 122.73 | 416.74 | 130.64 | 2.10 | 11.30 | 120.06 | 141.47 | 106.86 | — |
| 重庆 | 193.60 | 512.26 | 155.92 | 8.64 | 14.00 | 207.78 | 163.18 | 190.45 | 40.00 |
| 四川 | 194.09 | 384.39 | 87.92 | 14.43 | 62.88 | 221.27 | 152.89 | 172.76 | — |
| 贵州 | 219.28 | 554.56 | 149.37 | 8.78 | 20.67 | 246.04 | 191.36 | 150.97 | — |
| 云南 | 130.77 | 359.00 | 91.97 | 6.85 | 18.96 | 147.50 | 97.49 | 126.00 | 0 |
| 西藏 | 59.21 | 325.33 | 9.86 | 19.33 | 17.70 | 57.24 | 57.90 | 166.00 | — |
| 陕西 | 150.30 | 523.07 | 83.38 | 4.75 | 47.54 | 175.00 | 83.10 | 175.17 | 2.00 |
| 甘肃 | 147.98 | 338.57 | 99.66 | 5.80 | 12.96 | 170.35 | 110.29 | 122.73 | — |
| 青海 | 135.17 | 368.00 | 71.93 | — | 200.00 | 146.33 | 72.27 | 427.60 | — |
| 宁夏 | 255.70 | 612.06 | 134.72 | 16.50 | 0 | 372.08 | 133.90 | 47.89 | — |
| 新疆 | 125.68 | 524.20 | 106.65 | 5.99 | 25.71 | 143.19 | 47.45 | 138.52 | — |

表 2-1-6　按 CPU 核数分组的各类公立医院数量

单位:个

| 类别 | 合计 | CPU 核数(个) | | | |
|---|---|---|---|---|---|
| | | 50 以下 | [50,100) | [100,200) | 200 及以上 |
| 公立医院 | 10 005 | 5 230 | 1 102 | 1 170 | 2 503 |
| 综合医院 | 6 016 | 3 063 | 606 | 656 | 1 691 |
| 中医类医院 | 2 403 | 1 220 | 334 | 340 | 509 |
| 专科医院 a | 1 527 | 892 | 160 | 172 | 303 |
| 其中:口腔医院 | 124 | 68 | 15 | 15 | 26 |
| 眼科医院 | 49 | 21 | 6 | 5 | 17 |
| 肿瘤医院 | 71 | 15 | 12 | 8 | 36 |
| 心血管病医院 | 15 | 5 | 0 | 3 | 7 |
| 妇产(科)医院 | 43 | 26 | 3 | 3 | 11 |
| 儿童医院 | 47 | 4 | 6 | 10 | 27 |
| 精神病医院 | 630 | 407 | 63 | 79 | 81 |
| 传染病医院 | 156 | 72 | 22 | 20 | 42 |
| 康复医院 | 144 | 111 | 13 | 4 | 16 |
| 护理院 | 59 | 55 | 2 | 2 | 0 |

注:a 仅列举部分类别专科医院数据。

表 2-1-7　各类公立医院院均 CPU 核数

单位:个

| 类别 | 合计 | 综合医院 | 中医类医院 | 专科医院 | 护理院 |
|---|---|---|---|---|---|
| 公立医院 | 201.61 | 232.65 | 143.43 | 178.18 | 12.59 |
| 按医院级别等次分 | | | | | |
| 三级 | 534.50 | 649.62 | 328.29 | 448.77 | — |
| 三甲 | 699.94 | 874.50 | 396.75 | 645.92 | — |
| 其他三级 | 318.19 | 385.06 | 191.38 | 236.88 | — |
| 二级 | 112.65 | 141.64 | 81.37 | 61.41 | 23.80 |
| 一级 | 10.35 | 8.69 | 19.91 | 16.67 | 16.91 |
| 未定级 | 30.70 | 25.65 | 55.98 | 31.78 | 10.19 |
| 按隶属关系分 | | | | | |
| 委属 | 1 850.09 | 2 027.27 | 1 095.00 | 1 808.79 | — |
| 省属 | 605.41 | 698.64 | 527.62 | 461.08 | — |
| 地级市(地区)属 | 333.98 | 457.26 | 256.50 | 192.21 | 42.14 |
| 县级市(区)属 | 162.23 | 203.11 | 126.72 | 50.60 | 22.86 |
| 县属 | 115.60 | 148.10 | 80.95 | 25.77 | — |
| 其他 | 53.23 | 55.41 | 57.21 | 46.48 | 6.40 |

表 2-1-8　各地区公立医院已使用存储总容量

单位:T

| 地区 | 公立医院 | 按医院级别分 | | | | 按机构类别分 | | | |
|---|---|---|---|---|---|---|---|---|---|
| | | 三级医院 | 二级医院 | 一级医院 | 未定级 | 综合医院 | 中医类医院 | 专科医院 | 护理院 |
| 总计 | 662 687.33 | 476 845.66 | 158 174.94 | 15 278.18 | 12 388.55 | 489 228.59 | 99 517.14 | 73 600.22 | 341.38 |
| 东部 | 334 627.92 | 253 221.68 | 66 842.50 | 9 056.15 | 5 507.59 | 248 757.95 | 44 765.49 | 40 896.10 | 208.38 |
| 中部 | 156 806.62 | 108 158.46 | 43 482.82 | 4 448.32 | 717.02 | 116 178.68 | 24 896.89 | 15 608.05 | 123.00 |
| 西部 | 171 252.79 | 115 465.52 | 47 849.62 | 1 773.71 | 6 163.94 | 124 291.96 | 29 854.76 | 17 096.07 | 10.00 |
| 北京 | 24 074.90 | 22 109.06 | 1 770.62 | 195.22 | — | 16 827.98 | 2 945.68 | 4 301.24 | |
| 天津 | 7 782.93 | 6 214.83 | 1 293.37 | 274.73 | — | 4 549.46 | 725.12 | 2 508.35 | |
| 河北 | 25 189.11 | 13 573.18 | 9 619.19 | 1 621.70 | 375.04 | 19 505.97 | 3 439.82 | 2 243.32 | |
| 山西 | 9 772.40 | 5 798.47 | 3 755.93 | 121.40 | 96.60 | 7 767.92 | 928.58 | 1 075.90 | |
| 内蒙古 | 13 765.99 | 9 181.45 | 4 264.78 | 150.10 | 169.66 | 8 066.79 | 2 602.02 | 3 097.18 | 0 |
| 辽宁 | 20 852.02 | 15 414.63 | 3 870.12 | 944.27 | 623.00 | 16 644.42 | 2 115.09 | 2 092.51 | |
| 吉林 | 11 303.63 | 8 997.66 | 2 260.01 | 33.80 | 12.16 | 8 614.81 | 1 061.02 | 1 627.80 | |
| 黑龙江 | 9 022.37 | 4 376.55 | 3 957.75 | 625.53 | 62.54 | 6 064.14 | 2 220.69 | 616.54 | 121.00 |
| 上海 | 28 538.72 | 23 753.85 | 4 730.86 | 29.71 | 24.30 | 21 067.02 | 2 090.13 | 5 347.38 | 34.19 |
| 江苏 | 46 083.26 | 39 756.42 | 4 231.95 | 1 153.30 | 941.59 | 30 837.20 | 8 171.79 | 6 908.68 | 165.59 |
| 浙江 | 46 108.40 | 33 928.57 | 10 487.45 | 0 | 1 692.38 | 34 675.09 | 7 587.71 | 3 845.60 | 0 |
| 安徽 | 19 313.88 | 13 386.72 | 5 302.26 | 527.18 | 97.72 | 13 426.79 | 4 182.22 | 1 704.87 | 0 |
| 福建 | 21 178.80 | 16 123.91 | 4 512.57 | 538.72 | 3.60 | 15 831.81 | 2 625.86 | 2 721.13 | — |
| 江西 | 14 841.44 | 9 061.92 | 5 197.34 | 330.07 | 252.11 | 10 623.28 | 2 391.22 | 1 826.94 | |
| 山东 | 42 442.99 | 24 533.57 | 14 598.13 | 2 624.43 | 686.86 | 32 719.07 | 6 087.10 | 3 634.22 | 2.60 |
| 河南 | 32 859.32 | 21 143.48 | 10 295.96 | 1 390.74 | 29.14 | 23 632.59 | 5 422.74 | 3 803.99 | |
| 湖北 | 36 882.54 | 29 386.65 | 7 242.74 | 215.80 | 37.35 | 29 452.06 | 4 719.23 | 2 711.25 | 0 |
| 湖南 | 22 811.04 | 16 007.01 | 5 470.83 | 1 203.80 | 129.40 | 16 597.09 | 3 971.19 | 2 240.76 | 2.00 |
| 广东 | 69 202.72 | 55 292.00 | 11 344.33 | 1 592.07 | 974.32 | 53 448.48 | 8 749.62 | 6 998.62 | 6.00 |
| 广西 | 22 882.02 | 15 997.93 | 6 484.12 | 143.97 | 256.00 | 17 926.89 | 3 111.73 | 1 843.40 | |
| 海南 | 3 174.07 | 2 521.66 | 383.91 | 82.00 | 186.50 | 2 651.45 | 227.57 | 295.05 | — |
| 重庆 | 10 238.57 | 6 842.13 | 3 248.98 | 54.41 | 93.05 | 7 468.38 | 1 242.92 | 1 517.27 | 10.00 |
| 四川 | 40 787.68 | 31 061.63 | 6 229.24 | 481.27 | 3 015.54 | 28 500.16 | 8 868.18 | 3 419.34 | — |
| 贵州 | 13 704.58 | 8 028.98 | 5 467.44 | 63.57 | 144.59 | 10 131.53 | 2 331.31 | 1 241.74 | |
| 云南 | 21 656.15 | 13 925.47 | 7 208.34 | 39.80 | 482.54 | 15 886.35 | 3 292.28 | 2 477.52 | 0 |
| 西藏 | 1 685.74 | 481.18 | 878.45 | 297.90 | 28.21 | 1 298.93 | 359.81 | 27.00 | — |
| 陕西 | 14 866.61 | 9 483.54 | 4 756.28 | 140.09 | 486.70 | 11 361.96 | 2 378.03 | 1 126.62 | — |
| 甘肃 | 7 932.69 | 5 459.85 | 2 070.76 | 1.40 | 400.68 | 5 798.74 | 1 594.53 | 539.42 | |
| 青海 | 4 674.97 | 3 820.00 | 822.97 | — | 32.00 | 3 561.74 | 740.23 | 373.00 | |
| 宁夏 | 4 839.00 | 3 293.22 | 1 534.78 | 11.00 | 0 | 3 958.84 | 658.12 | 222.04 | |
| 新疆 | 14 218.79 | 7 890.14 | 4 883.48 | 390.20 | 1 054.97 | 10 331.65 | 2 675.60 | 1 211.54 | — |

表 2-1-9　各地区公立医院院均已使用存储容量

单位:T

| 地区 | 公立医院 | 按医院级别分 | | | | 按机构类别分 | | | |
|---|---|---|---|---|---|---|---|---|---|
| | | 三级医院 | 二级医院 | 一级医院 | 未定级 | 综合医院 | 中医类医院 | 专科医院 | 护理院 |
| 总计 | 66.84 | 179.60 | 32.14 | 9.73 | 16.11 | 82.18 | 41.48 | 48.90 | 5.89 |
| 东部 | 86.16 | 222.12 | 39.32 | 12.96 | 15.96 | 107.97 | 55.96 | 55.79 | 4.43 |
| 中部 | 56.49 | 155.62 | 29.84 | 9.55 | 4.54 | 68.46 | 36.13 | 40.75 | 17.57 |
| 西部 | 52.61 | 140.81 | 27.13 | 4.38 | 23.17 | 63.67 | 32.81 | 43.95 | 2.50 |
| 北京 | 160.50 | 272.95 | 41.18 | 7.51 | — | 221.42 | 70.14 | 134.41 | — |
| 天津 | 76.30 | 135.11 | 34.04 | 15.26 | — | 90.99 | 40.28 | 73.78 | — |
| 河北 | 42.62 | 163.53 | 30.25 | 10.26 | 11.72 | 50.53 | 25.29 | 32.51 | — |
| 山西 | 31.73 | 111.51 | 20.75 | 3.28 | 2.54 | 41.32 | 12.06 | 25.02 | — |
| 内蒙古 | 44.69 | 114.77 | 22.81 | 6.00 | 10.60 | 51.06 | 24.55 | 72.03 | 0 |
| 辽宁 | 55.31 | 121.38 | 26.51 | 13.30 | 18.88 | 73.65 | 33.57 | 23.78 | — |
| 吉林 | 66.49 | 209.25 | 22.60 | 1.88 | 1.35 | 88.81 | 24.11 | 56.13 | — |
| 黑龙江 | 20.89 | 48.63 | 18.67 | 6.26 | 2.08 | 21.06 | 25.82 | 10.82 | 121.00 |
| 上海 | 185.32 | 456.80 | 51.99 | 4.95 | 4.86 | 273.60 | 95.01 | 111.40 | 4.88 |
| 江苏 | 114.63 | 232.49 | 37.79 | 16.71 | 18.83 | 161.45 | 107.52 | 61.68 | 7.20 |
| 浙江 | 127.37 | 271.43 | 63.18 | 0 | 24.18 | 171.66 | 82.48 | 57.40 | 0 |
| 安徽 | 58.00 | 147.11 | 31.56 | 9.76 | 4.89 | 67.81 | 52.94 | 32.79 | 0 |
| 福建 | 80.53 | 233.68 | 30.91 | 12.83 | 0.60 | 112.28 | 37.51 | 52.33 | — |
| 江西 | 54.56 | 117.69 | 36.09 | 11.38 | 11.46 | 69.43 | 29.16 | 49.38 | — |
| 山东 | 66.32 | 165.77 | 50.34 | 16.72 | 15.26 | 81.19 | 49.09 | 34.94 | 0.29 |
| 河南 | 59.53 | 177.68 | 38.27 | 8.86 | 4.16 | 66.76 | 42.04 | 55.13 | — |
| 湖北 | 111.09 | 251.17 | 41.39 | 8.99 | 2.33 | 145.08 | 54.87 | 64.55 | 0 |
| 湖南 | 60.51 | 151.01 | 26.30 | 25.61 | 8.09 | 76.84 | 37.46 | 41.50 | 2.00 |
| 广东 | 93.77 | 252.47 | 35.90 | 13.38 | 11.60 | 113.48 | 62.50 | 58.32 | 0.86 |
| 广西 | 71.28 | 197.51 | 33.25 | 4.50 | 19.69 | 104.23 | 31.43 | 36.87 | — |
| 海南 | 30.23 | 132.72 | 11.29 | 2.56 | 9.33 | 32.73 | 13.39 | 42.15 | — |
| 重庆 | 48.52 | 148.74 | 30.36 | 1.40 | 4.90 | 59.75 | 28.25 | 37.93 | 5.00 |
| 四川 | 60.61 | 119.93 | 21.48 | 10.46 | 38.66 | 75.60 | 44.79 | 34.89 | — |
| 贵州 | 49.83 | 121.65 | 35.27 | 1.72 | 8.51 | 60.67 | 32.38 | 34.49 | — |
| 云南 | 52.82 | 161.92 | 30.94 | 1.00 | 9.46 | 63.80 | 29.14 | 52.71 | 0 |
| 西藏 | 27.64 | 48.12 | 35.14 | 19.86 | 2.56 | 34.18 | 16.36 | 27.00 | — |
| 陕西 | 44.64 | 158.06 | 21.92 | 4.00 | 23.18 | 52.85 | 26.42 | 40.24 | — |
| 甘肃 | 49.27 | 124.09 | 23.53 | 0.35 | 16.03 | 57.99 | 31.89 | 49.04 | — |
| 青海 | 51.94 | 201.05 | 11.93 | — | 16.00 | 68.50 | 22.43 | 74.60 | — |
| 宁夏 | 73.32 | 182.96 | 35.69 | 2.75 | 0 | 107.00 | 32.91 | 24.67 | — |
| 新疆 | 41.09 | 154.71 | 31.51 | 3.05 | 87.91 | 39.43 | 42.47 | 57.69 | — |

表 2-1-10　按已使用存储容量分组的各类公立医院数量

单位:个

| 类别 | 合计 | 已使用存储容量(T) | | | |
|---|---|---|---|---|---|
| | | 10 以下 | [10,20) | [20,40) | 40 及以上 |
| 公立医院 | 9 915 | 4 401 | 1 023 | 1 245 | 3 246 |
| 综合医院 | 5 953 | 2 478 | 533 | 712 | 2 230 |
| 中医类医院 | 2 399 | 1 025 | 330 | 370 | 674 |
| 专科医院 a | 1 505 | 847 | 156 | 162 | 340 |
| 其中:口腔医院 | 124 | 68 | 13 | 14 | 29 |
| 眼科医院 | 48 | 21 | 6 | 7 | 14 |
| 肿瘤医院 | 71 | 10 | 9 | 7 | 45 |
| 心血管病医院 | 15 | 1 | 1 | 1 | 12 |
| 妇产(科)医院 | 42 | 19 | 3 | 5 | 15 |
| 儿童医院 | 46 | 5 | 4 | 7 | 30 |
| 精神病医院 | 619 | 395 | 75 | 68 | 81 |
| 传染病医院 | 155 | 82 | 15 | 21 | 37 |
| 康复医院 | 143 | 100 | 11 | 10 | 22 |
| 护理院 | 58 | 51 | 4 | 1 | 2 |

注: a 仅列举部分类别专科医院数据。

表 2-1-11　各类公立医院院均已使用存储容量

单位:T

| 类别 | 合计 | 综合医院 | 中医类医院 | 专科医院 | 护理院 |
|---|---|---|---|---|---|
| 公立医院 | 66.84 | 82.18 | 41.48 | 48.90 | 5.89 |
| 按医院级别等次划分 | | | | | |
| 三级 | 179.60 | 240.28 | 88.08 | 112.95 | — |
| 三甲 | 245.35 | 341.72 | 107.63 | 167.08 | — |
| 其他三级 | 93.03 | 119.95 | 48.80 | 54.53 | — |
| 二级 | 32.14 | 39.14 | 24.30 | 20.20 | 26.64 |
| 一级 | 9.73 | 9.45 | 7.27 | 13.35 | 2.84 |
| 未定级 | 16.11 | 12.50 | 42.18 | 12.14 | 4.21 |
| 按隶属关系分 | | | | | |
| 委属 | 723.94 | 1 101.82 | 181.08 | 298.70 | — |
| 省属 | 223.98 | 281.13 | 154.34 | 145.68 | — |
| 地级市(地区)属 | 103.81 | 157.25 | 66.18 | 44.06 | 21.74 |
| 县级市(区)属 | 53.01 | 66.93 | 37.45 | 22.22 | 0.37 |
| 县属 | 33.98 | 41.54 | 25.58 | 16.35 | — |
| 其他 | 20.66 | 20.88 | 28.89 | 19.68 | 4.24 |

表 2-1-12　各地区公立医院电脑终端总数量

单位:台

| 地区 | 公立医院 | 按医院级别分 | | | | 按机构类别分 | | | |
|---|---|---|---|---|---|---|---|---|---|
| | | 三级医院 | 二级医院 | 一级医院 | 未定级 | 综合医院 | 中医类医院 | 专科医院 | 护理院 |
| 总计 | 4 085 102 | 2 780 575 | 1 220 029 | 43 788 | 40 710 | 2 944 875 | 718 915 | 419 932 | 1 380 |
| 东部 | 1 998 696 | 1 452 115 | 497 899 | 23 196 | 25 486 | 1 442 787 | 320 983 | 233 900 | 1 026 |
| 中部 | 1 011 239 | 654 573 | 340 724 | 10 904 | 5 038 | 737 890 | 180 705 | 92 531 | 113 |
| 西部 | 1 075 167 | 673 887 | 381 406 | 9 688 | 10 186 | 764 198 | 217 227 | 93 501 | 241 |
| 北京 | 137 973 | 123 309 | 13 098 | 1 566 | — | 89 326 | 21 610 | 27 037 | — |
| 天津 | 51 471 | 43 684 | 7 439 | 348 | — | 30 084 | 8 778 | 12 609 | — |
| 河北 | 176 813 | 92 517 | 80 823 | 2 041 | 1 432 | 130 521 | 31 197 | 15 095 | — |
| 山西 | 85 313 | 48 897 | 34 468 | 1 083 | 865 | 66 320 | 9 014 | 9 979 | — |
| 内蒙古 | 85 984 | 54 166 | 30 750 | 460 | 608 | 56 334 | 19 583 | 10 064 | 3 |
| 辽宁 | 128 787 | 101 664 | 24 759 | 1 369 | 995 | 96 422 | 16 174 | 16 191 | — |
| 吉林 | 55 978 | 35 439 | 19 873 | 236 | 430 | 39 536 | 10 835 | 5 607 | — |
| 黑龙江 | 89 030 | 61 085 | 25 680 | 1 466 | 799 | 62 571 | 15 933 | 10 506 | 20 |
| 上海 | 133 111 | 99 894 | 32 221 | 524 | 472 | 91 791 | 15 032 | 25 635 | 653 |
| 江苏 | 251 325 | 216 445 | 29 318 | 1 936 | 3 626 | 168 225 | 47 284 | 35 613 | 203 |
| 浙江 | 267 930 | 186 931 | 71 217 | 8 | 9 774 | 194 498 | 50 279 | 23 153 | 0 |
| 安徽 | 136 656 | 91 761 | 43 587 | 898 | 410 | 98 194 | 25 612 | 12 834 | 16 |
| 福建 | 116 248 | 79 171 | 35 714 | 1 243 | 120 | 82 568 | 19 824 | 13 856 | — |
| 江西 | 101 881 | 64 378 | 35 462 | 788 | 1 253 | 71 861 | 19 330 | 10 690 | — |
| 山东 | 284 670 | 179 088 | 98 220 | 5 089 | 2 273 | 218 758 | 43 911 | 21 958 | 43 |
| 河南 | 212 150 | 127 501 | 80 213 | 4 172 | 264 | 153 837 | 36 872 | 21 405 | 36 |
| 湖北 | 171 855 | 120 994 | 49 593 | 713 | 555 | 132 243 | 30 281 | 9 325 | 6 |
| 湖南 | 158 376 | 104 518 | 51 848 | 1 548 | 462 | 113 328 | 32 828 | 12 185 | 35 |
| 广东 | 418 633 | 307 838 | 96 837 | 8 490 | 5 468 | 314 983 | 62 444 | 41 079 | 127 |
| 广西 | 149 141 | 89 943 | 57 927 | 1 024 | 247 | 104 675 | 32 252 | 12 214 | — |
| 海南 | 31 735 | 21 574 | 8 253 | 582 | 1 326 | 25 611 | 4 450 | 1 674 | — |
| 重庆 | 83 970 | 47 744 | 34 206 | 1 415 | 605 | 55 240 | 17 738 | 10 778 | 214 |

续表

| 地区 | 公立医院 | 按医院级别分 | | | | 按机构类别分 | | | |
|---|---|---|---|---|---|---|---|---|---|
| | | 三级医院 | 二级医院 | 一级医院 | 未定级 | 综合医院 | 中医类医院 | 专科医院 | 护理院 |
| 四川 | 243 418 | 190 851 | 48 424 | 1 187 | 2 956 | 169 630 | 50 145 | 23 643 | — |
| 贵州 | 97 054 | 52 677 | 43 164 | 494 | 719 | 70 639 | 20 347 | 6 068 | — |
| 云南 | 120 302 | 69 183 | 49 375 | 352 | 1 392 | 83 919 | 24 590 | 11 793 | 0 |
| 西藏 | 5 702 | 4 130 | 1 106 | 304 | 162 | 4 438 | 1 161 | 103 | — |
| 陕西 | 106 837 | 57 732 | 46 796 | 599 | 1 710 | 79 795 | 19 460 | 7 558 | 24 |
| 甘肃 | 49 975 | 31 627 | 17 288 | 119 | 941 | 36 249 | 12 040 | 1 686 | — |
| 青海 | 20 098 | 12 647 | 7 366 | — | 85 | 13 939 | 3 948 | 2 211 | — |
| 宁夏 | 25 797 | 15 751 | 9 978 | 61 | 7 | 20 025 | 4 736 | 1 036 | — |
| 新疆 | 86 889 | 47 436 | 35 026 | 3 673 | 754 | 69 315 | 11 227 | 6 347 | — |

表 2-1-13　各地区公立医院院均电脑终端数量

单位:台

| 地区 | 公立医院 | 按医院级别分 | | | | 按机构类别分 | | | |
|---|---|---|---|---|---|---|---|---|---|
| | | 三级医院 | 二级医院 | 一级医院 | 未定级 | 综合医院 | 中医类医院 | 专科医院 | 护理院 |
| 总计 | 404.79 | 1 044.94 | 245.18 | 26.70 | 49.95 | 484.75 | 297.07 | 273.39 | 22.62 |
| 东部 | 504.98 | 1 264.91 | 288.30 | 32.26 | 70.02 | 613.69 | 396.28 | 312.28 | 21.38 |
| 中部 | 356.32 | 943.19 | 231.79 | 21.81 | 28.95 | 423.34 | 261.13 | 234.26 | 14.13 |
| 西部 | 326.20 | 822.82 | 214.39 | 23.01 | 36.77 | 385.76 | 236.63 | 238.52 | 48.20 |
| 北京 | 890.15 | 1 503.77 | 284.74 | 58.00 | — | 1 145.21 | 502.56 | 795.21 | — |
| 天津 | 499.72 | 970.76 | 195.76 | 17.40 | — | 578.54 | 487.67 | 382.09 | |
| 河北 | 295.18 | 1 101.39 | 251.00 | 12.68 | 44.75 | 332.96 | 226.07 | 218.77 | |
| 山西 | 263.31 | 922.58 | 184.32 | 25.79 | 20.60 | 340.10 | 107.31 | 221.76 | |
| 内蒙古 | 277.37 | 668.72 | 163.56 | 18.40 | 38.00 | 356.54 | 181.32 | 234.05 | 3.00 |
| 辽宁 | 317.21 | 782.03 | 155.72 | 17.55 | 25.51 | 396.80 | 234.41 | 172.24 | |
| 吉林 | 329.28 | 824.16 | 200.74 | 11.80 | 53.75 | 407.59 | 251.98 | 186.90 | — |
| 黑龙江 | 200.97 | 678.72 | 121.13 | 13.57 | 24.21 | 208.57 | 189.68 | 181.14 | 20.00 |
| 上海 | 858.78 | 1 921.04 | 354.08 | 87.33 | 78.67 | 1 176.81 | 683.27 | 534.06 | 93.29 |
| 江苏 | 611.50 | 1 258.40 | 254.94 | 26.52 | 71.10 | 849.62 | 622.16 | 315.16 | 8.46 |
| 浙江 | 732.05 | 1 495.45 | 426.45 | 8.00 | 133.89 | 953.42 | 546.51 | 335.55 | 0 |
| 安徽 | 407.93 | 1 008.36 | 256.39 | 16.63 | 20.50 | 493.44 | 324.20 | 242.15 | 4.00 |
| 福建 | 437.02 | 1 115.08 | 242.95 | 29.60 | 20.00 | 581.46 | 279.21 | 261.43 | — |
| 江西 | 366.48 | 836.08 | 242.89 | 27.17 | 48.19 | 457.71 | 232.89 | 281.32 | — |
| 山东 | 435.94 | 1 210.05 | 336.37 | 31.81 | 42.89 | 532.26 | 354.12 | 201.45 | 4.78 |
| 河南 | 377.49 | 1 062.51 | 299.30 | 25.28 | 29.33 | 423.79 | 285.83 | 310.22 | 36.00 |
| 湖北 | 506.95 | 1 052.12 | 283.39 | 22.28 | 32.65 | 626.74 | 364.83 | 211.93 | 6.00 |
| 湖南 | 409.24 | 995.41 | 243.42 | 30.96 | 24.32 | 512.80 | 306.80 | 210.09 | 35.00 |
| 广东 | 567.25 | 1 405.65 | 306.45 | 71.34 | 65.10 | 668.75 | 446.03 | 342.33 | 18.14 |
| 广西 | 456.09 | 1 110.41 | 295.55 | 29.26 | 16.47 | 591.38 | 322.52 | 244.28 | — |

续表

| 地区 | 公立医院 | 按医院级别分 | | | | 按机构类别分 | | | |
|------|------|------|------|------|------|------|------|------|------|
| | | 三级医院 | 二级医院 | 一级医院 | 未定级 | 综合医院 | 中医类医院 | 专科医院 | 护理院 |
| 海南 | 299.39 | 1 078.70 | 242.74 | 18.19 | 66.30 | 312.33 | 261.76 | 239.14 | — |
| 重庆 | 397.96 | 1 037.91 | 319.68 | 36.28 | 31.84 | 441.92 | 403.14 | 269.45 | 107.00 |
| 四川 | 360.09 | 736.88 | 166.41 | 25.26 | 37.42 | 448.76 | 250.73 | 241.26 | — |
| 贵州 | 349.12 | 786.22 | 280.29 | 12.67 | 39.94 | 413.09 | 286.58 | 168.56 | — |
| 云南 | 292.00 | 804.45 | 211.91 | 8.80 | 26.26 | 335.68 | 217.61 | 245.69 | 0 |
| 西藏 | 90.51 | 458.89 | 40.96 | 20.27 | 13.50 | 113.79 | 50.48 | 103.00 | — |
| 陕西 | 316.09 | 995.38 | 212.71 | 16.19 | 74.35 | 364.36 | 213.85 | 279.93 | 24.00 |
| 甘肃 | 306.60 | 735.51 | 192.09 | 23.80 | 37.64 | 358.90 | 240.80 | 140.50 | — |
| 青海 | 220.86 | 632.35 | 106.75 | — | 42.50 | 273.31 | 116.12 | 368.50 | — |
| 宁夏 | 390.86 | 875.06 | 232.05 | 15.25 | 7.00 | 541.22 | 236.80 | 115.11 | — |
| 新疆 | 240.69 | 930.12 | 217.55 | 27.21 | 53.86 | 252.05 | 175.42 | 288.50 | — |

表 2-1-14　按电脑终端数量分组的公立医院数量

单位:个

| 类别 | 合计 | 电脑终端数量(台) | | | |
|---|---|---|---|---|---|
| | | 100 以下 | [100,200) | [200,400) | 400 及以上 |
| **公立医院** | 10 092 | 3 468 | 1 386 | 2 174 | 3 064 |
| 综合医院 | 6 075 | 2 126 | 551 | 1 136 | 2 262 |
| 中医类医院 | 2 420 | 597 | 564 | 739 | 520 |
| 专科医院 [a] | 1 536 | 687 | 271 | 296 | 282 |
| 其中:口腔医院 | 248 | 138 | 27 | 38 | 45 |
| 眼科医院 | 128 | 65 | 19 | 19 | 25 |
| 肿瘤医院 | 50 | 17 | 9 | 12 | 12 |
| 心血管病医院 | 71 | 3 | 9 | 14 | 45 |
| 妇产(科)医院 | 15 | 3 | 0 | 1 | 11 |
| 儿童医院 | 44 | 12 | 7 | 10 | 15 |
| 精神病医院 | 49 | 4 | 4 | 6 | 35 |
| 传染病医院 | 634 | 312 | 138 | 133 | 51 |
| 康复医院 | 155 | 40 | 36 | 41 | 38 |
| 护理院 | 142 | 93 | 22 | 22 | 5 |

注:[a] 仅列举部分类别专科医院数据。

表 2-1-15　各类公立医院院均电脑终端数量

单位:台

| 类别 | 合计 | 综合医院 | 中医类医院 | 专科医院 | 护理院 |
|---|---|---|---|---|---|
| **公立医院** | 404.79 | 484.75 | 297.07 | 273.39 | 22.62 |
| **按医院级别等次分** | | | | | |
| 三级 | 1 044.94 | 1 339.48 | 651.33 | 652.74 | — |
| 三甲 | 1 364.49 | 1 817.71 | 775.45 | 892.60 | — |
| 其他三级 | 622.48 | 769.61 | 399.55 | 393.98 | — |
| 二级 | 245.18 | 305.64 | 186.55 | 122.00 | 61.60 |
| 一级 | 26.70 | 25.02 | 38.01 | 32.42 | 34.36 |
| 未定级 | 49.95 | 51.53 | 54.79 | 51.34 | 15.42 |
| **按隶属关系分** | | | | | |
| 委属 | 2 884.53 | 3 890.53 | 1 175.00 | 1 835.95 | — |
| 省属 | 1 151.16 | 1 395.81 | 1 104.03 | 692.41 | — |
| 地级市(地区)属 | 661.38 | 949.78 | 506.29 | 311.24 | 60.57 |
| 县级市(区)属 | 337.39 | 424.09 | 262.73 | 99.55 | 23.71 |
| 县属 | 256.39 | 329.56 | 179.70 | 55.54 | 36.00 |
| 其他 | 116.59 | 123.15 | 139.09 | 83.49 | 16.39 |

表 2-1-16　各地区三级公立医院院均完成网络安全等级保护第三级信息系统备案数量

单位:个

| 地区 | 三级公立医院 | 医院级别 | | 机构类别 | | |
|---|---|---|---|---|---|---|
| | | 三甲 | 其他三级 | 综合医院 | 中医类医院 | 专科医院 |
| 总计 | 2.27 | 2.74 | 1.65 | 2.57 | 1.68 | 2.14 |
| 东部 | 2.41 | 2.90 | 1.81 | 2.68 | 1.81 | 2.37 |
| 中部 | 2.32 | 2.79 | 1.60 | 2.74 | 1.61 | 1.84 |
| 西部 | 2.05 | 2.49 | 1.44 | 2.27 | 1.56 | 1.98 |
| 北京 | 1.51 | 1.70 | 1.15 | 1.89 | 1.00 | 1.56 |
| 天津 | 2.52 | 2.73 | 2.00 | 2.36 | 2.71 | 2.65 |
| 河北 | 3.17 | 3.93 | 2.31 | 3.63 | 2.00 | 3.17 |
| 山西 | 2.63 | 3.13 | 1.00 | 2.55 | 1.78 | 3.70 |
| 内蒙古 | 1.68 | 2.22 | 1.10 | 2.03 | 1.40 | 1.45 |
| 辽宁 | 1.00 | 1.73 | 0.44 | 1.22 | 0.56 | 0.81 |
| 吉林 | 1.49 | 1.82 | 1.11 | 1.71 | 1.50 | 0.89 |
| 黑龙江 | 0.79 | 0.80 | 0.76 | 0.98 | 0.62 | 0.54 |
| 上海 | 4.88 | 5.55 | 3.90 | 4.83 | 3.25 | 5.87 |
| 江苏 | 2.39 | 2.79 | 2.09 | 2.84 | 2.07 | 1.84 |
| 浙江 | 2.10 | 2.43 | 1.67 | 2.14 | 1.97 | 2.17 |
| 安徽 | 1.60 | 2.13 | 1.02 | 1.89 | 1.00 | 1.33 |
| 福建 | 5.14 | 6.18 | 4.14 | 5.68 | 4.40 | 4.65 |
| 江西 | 1.62 | 2.06 | 0.82 | 2.00 | 0.95 | 1.47 |
| 山东 | 2.14 | 2.43 | 1.61 | 2.46 | 1.37 | 2.08 |
| 河南 | 3.84 | 5.00 | 2.44 | 4.18 | 2.86 | 4.00 |
| 湖北 | 2.55 | 3.13 | 1.71 | 3.29 | 1.41 | 1.53 |
| 湖南 | 2.96 | 3.50 | 2.33 | 3.59 | 1.94 | 2.40 |
| 广东 | 2.26 | 2.87 | 1.44 | 2.47 | 1.69 | 2.22 |
| 广西 | 0.90 | 1.16 | 0.29 | 1.04 | 0.71 | 0.73 |
| 海南 | 1.55 | 1.80 | 0.80 | 2.00 | 0.75 | 1.00 |
| 重庆 | 2.09 | 2.30 | 1.54 | 2.63 | 1.17 | 1.90 |
| 四川 | 2.68 | 3.27 | 2.17 | 2.97 | 2.01 | 3.15 |
| 贵州 | 1.39 | 2.07 | 0.83 | 1.53 | 1.31 | 1.00 |
| 云南 | 1.90 | 2.57 | 0.82 | 2.04 | 1.60 | 1.77 |
| 西藏 | 1.90 | 2.38 | 0 | 2.17 | 1.50 | — |
| 陕西 | 2.05 | 2.41 | 1.12 | 2.28 | 1.10 | 2.09 |
| 甘肃 | 2.18 | 2.48 | 1.72 | 2.09 | 1.67 | 3.75 |
| 青海 | 1.33 | 1.89 | 0.78 | 1.25 | 1.33 | 1.67 |
| 宁夏 | 0.83 | 1.50 | 0.50 | 1.00 | 0.57 | 1.00 |
| 新疆 | 2.88 | 3.07 | 1.71 | 2.87 | 2.14 | 4.00 |

表 2-1-17　完成网络安全等级保护第三级信息系统备案的二级及以下公立医院数量及占比

| 类别 | 合计 / 个 | 完成网络安全等级保护第三级信息系统备案数量≥1 个的机构数 / 个 | 占比 /% |
|---|---|---|---|
| 二级及以下公立医院 | 7 008 | 1 471 | 20.99 |
| 综合医院 | 4 265 | 963 | 22.58 |
| 中医类医院 | 1 711 | 313 | 18.29 |
| 专科医院 [a] | 974 | 187 | 19.20 |
| 　其中:口腔医院 | 75 | 8 | 10.67 |
| 　　　眼科医院 | 21 | 7 | 33.33 |
| 　　　肿瘤医院 | 19 | 5 | 26.32 |
| 　　　心血管病医院 | 2 | 0 | 0 |
| 　　　妇产(科)医院 | 23 | 0 | 0 |
| 　　　儿童医院 | 12 | 5 | 41.67 |
| 　　　精神病医院 | 449 | 94 | 20.94 |
| 　　　传染病医院 | 89 | 20 | 22.47 |
| 　　　康复医院 | 121 | 24 | 19.83 |
| 护理院 | 58 | 8 | 13.79 |

注:[a] 仅列举部分类别专科医院数据。

表 2-1-18　不同隶属关系的三级公立医院院均完成网络安全等级保护第三级信息系统备案数量

单位:个

| 隶属关系 | 合计 | 医院类别 | | |
|---|---|---|---|---|
| | | 综合医院 | 中医类医院 | 专科医院 |
| 公立医院 | 2.27 | 2.57 | 1.68 | 2.14 |
| 委属 | 3.96 | 4.46 | 1.67 | 3.94 |
| 省属 | 2.99 | 3.24 | 2.78 | 2.73 |
| 地级市(地区)属 | 2.31 | 2.77 | 1.71 | 1.94 |
| 县级市(区)属 | 1.92 | 2.17 | 1.45 | 1.09 |
| 县属 | 1.58 | 1.91 | 0.95 | 0 |
| 其他 | 1.62 | 1.88 | 1.27 | 0.69 |

## 2. 专业公共卫生机构

表 2-2-1　各级各类专业公共卫生机构信息化基础资源总量

| 类别 | 服务器 CPU<br>总核数 / 个 | 已使用存储<br>设备总容量 /T | 电脑终端<br>总数 / 台 |
|---|---|---|---|
| **专业公共卫生机构** | 182 082 | 56 989 | 417 076 |
| 疾病预防控制中心 | 17 211 | 8 759 | 66 964 |
| 省属 | 2 911 | 956 | 5 343 |
| 地级市（地区）属及以下 | 14 300 | 7 803 | 61 621 |
| 专科疾病防治院 | 4 328 | 2 737 | 12 052 |
| 妇幼保健院 | 136 769 | 36 853 | 305 127 |
| 省属 | 9 494 | 2 222 | 22 240 |
| 地级市（地区）属及以下 | 127 275 | 34 631 | 282 887 |
| 急救中心 | 10 106 | 2 409 | 5 660 |
| 血站 | 11 533 | 3 027 | 20 826 |
| 卫生监督所 [a] | 2 135 | 3 204 | 6 447 |
| 省属 | 167 | 34 | 347 |
| 地级市（地区）属及以下 | 1 968 | 3 170 | 6 100 |

注：[a] 卫生监督所包含局、中心、执法大队。

表 2-2-2　各级各类专业公共卫生机构院均信息化基础资源

| 机构类别 | 院均服务器 CPU<br>核数 / 个 | 院均已使用存储<br>设备容量 /T | 院均电脑终端数 / 台 |
|---|---|---|---|
| **专业公共卫生机构** | 42.61 | 13.73 | 95.11 |
| 疾病预防控制中心 | 13.03 | 6.99 | 48.74 |
| 省属 | 145.55 | 47.80 | 267.15 |
| 地级市（地区）属及以下 | 10.99 | 6.33 | 45.51 |
| 专科疾病防治院 | 26.23 | 17.11 | 72.60 |
| 妇幼保健院 | 73.26 | 20.20 | 163.26 |
| 省属 | 558.47 | 130.69 | 1 235.56 |
| 地级市（地区）属及以下 | 68.80 | 19.17 | 152.83 |
| 急救中心 | 40.10 | 9.60 | 21.60 |
| 血站 | 37.20 | 9.89 | 64.88 |
| 卫生监督所 [a] | 5.96 | 8.95 | 16.40 |
| 省属 | 33.40 | 6.80 | 69.40 |
| 地级市（地区）属及以下 | 5.58 | 8.98 | 15.72 |

注：[a] 卫生监督所包含局、中心、执法大队。

表 2-2-3　各地区专业公共卫生机构信息化基础资源总量

| 地区 | 服务器 CPU 总核数 / 个 | 已使用存储设备总容量 /T | 电脑终端总数 / 台 |
|---|---|---|---|
| 总计 | 182 082 | 56 989 | 417 076 |
| 东部 | 82 008 | 24 446 | 177 849 |
| 中部 | 39 941 | 13 595 | 95 207 |
| 西部 | 60 133 | 18 948 | 144 020 |
| 北京 | 3 526 | 449 | 6 111 |
| 天津 | 866 | 250 | 1 588 |
| 河北 | 5 348 | 2 689 | 13 908 |
| 山西 | 2 259 | 406 | 4 742 |
| 内蒙古 | 3 235 | 1 016 | 5 689 |
| 辽宁 | 1 920 | 612 | 3 946 |
| 吉林 | 1 187 | 1 105 | 2 986 |
| 黑龙江 | 1 463 | 1 009 | 4 598 |
| 上海 | 2 687 | 825 | 5 329 |
| 江苏 | 9 113 | 2 981 | 19 831 |
| 浙江 | 11 506 | 2 580 | 24 241 |
| 安徽 | 4 326 | 765 | 9 116 |
| 福建 | 4 152 | 1 624 | 11 376 |
| 江西 | 8 447 | 2 837 | 14 761 |
| 山东 | 15 645 | 3 733 | 32 443 |
| 河南 | 7 731 | 3 533 | 21 914 |
| 湖北 | 9 991 | 2 349 | 20 175 |
| 湖南 | 4 537 | 1 591 | 16 915 |
| 广东 | 25 419 | 8 343 | 54 885 |
| 广西 | 8 833 | 2 100 | 29 225 |
| 海南 | 1 826 | 361 | 4 191 |
| 重庆 | 4 238 | 653 | 13 341 |
| 四川 | 21 717 | 8 416 | 38 453 |
| 贵州 | 8 525 | 1 566 | 15 726 |
| 云南 | 6 099 | 2 009 | 17 346 |
| 西藏 | 93 | 46 | 219 |
| 陕西 | 2 323 | 918 | 8 955 |
| 甘肃 | 1 752 | 579 | 5 394 |
| 青海 | 584 | 255 | 1 568 |
| 宁夏 | 1 428 | 415 | 3 701 |
| 新疆 | 1 306 | 975 | 4 403 |

表 2-2-4　各地区专业公共卫生机构服务器 CPU 总核数

单位:个

| 地区 | 合计 | 疾病预防控制中心 | 专科疾病防治院 | 妇幼保健院 | 急救中心 | 血站 | 卫生监督所 |
|---|---|---|---|---|---|---|---|
| 总计 | 182 082 | 17 211 | 4 328 | 136 769 | 10 106 | 11 533 | 2 135 |
| 东部 | 82 008 | 6 938 | 2 918 | 61 092 | 5 682 | 5 317 | 61 |
| 中部 | 39 941 | 2 687 | 944 | 29 951 | 3 263 | 2 759 | 337 |
| 西部 | 60 133 | 7 586 | 466 | 45 726 | 1 161 | 3 457 | 1 737 |
| 北京 | 3 526 | 370 | 104 | 2 348 | 360 | 344 | — |
| 天津 | 866 | 402 | 32 | 32 | 368 | 32 | — |
| 河北 | 5 348 | 445 | 24 | 4 099 | 460 | 316 | 4 |
| 山西 | 2 259 | 286 | 232 | 1 555 | 20 | 166 | — |
| 内蒙古 | 3 235 | 33 | 7 | 2 523 | 200 | 472 | — |
| 辽宁 | 1 920 | 160 | 128 | 1 314 | 79 | 232 | 7 |
| 吉林 | 1 187 | 114 | 308 | 397 | — | 368 | — |
| 黑龙江 | 1 463 | 16 | 120 | 827 | 396 | 95 | 9 |
| 上海 | 2 687 | 820 | 96 | 876 | 633 | 262 | — |
| 江苏 | 9 113 | 1 060 | 246 | 6 220 | 876 | 711 | — |
| 浙江 | 11 506 | 1 267 | 132 | 8 759 | 767 | 581 | — |
| 安徽 | 4 326 | 361 | 24 | 2 682 | 786 | 473 | 0 |
| 福建 | 4 152 | 114 | 139 | 3 439 | 238 | 180 | 42 |
| 江西 | 8 447 | 89 | 0 | 7 338 | 836 | 184 | 0 |
| 山东 | 15 645 | 758 | 471 | 12 911 | 345 | 1 152 | 8 |
| 河南 | 7 731 | 589 | 24 | 5 770 | 533 | 487 | 328 |
| 湖北 | 9 991 | 937 | 63 | 7 885 | 548 | 558 | 0 |
| 湖南 | 4 537 | 295 | 173 | 3 497 | 144 | 428 | — |
| 广东 | 25 419 | 1 465 | 1 546 | 19 809 | 1 156 | 1 443 | — |
| 广西 | 8 833 | 496 | 48 | 7 640 | 111 | 403 | 135 |
| 海南 | 1 826 | 77 | 0 | 1 285 | 400 | 64 | — |
| 重庆 | 4 238 | 831 | 18 | 3 080 | — | 309 | 0 |
| 四川 | 21 717 | 4 241 | 145 | 14 820 | 486 | 795 | 1 230 |
| 贵州 | 8 525 | 721 | 8 | 6 940 | 0 | 541 | 315 |
| 云南 | 6 099 | 409 | 0 | 5 025 | 174 | 491 | — |
| 西藏 | 93 | 9 | — | 84 | — | 0 | — |
| 陕西 | 2 323 | 40 | 240 | 1 805 | 70 | 168 | — |
| 甘肃 | 1 752 | 231 | 0 | 1 507 | — | 14 | — |
| 青海 | 584 | 70 | 0 | 432 | — | 82 | — |
| 宁夏 | 1 428 | 292 | — | 968 | 50 | 96 | 22 |
| 新疆 | 1 306 | 213 | 0 | 902 | 70 | 86 | 35 |

表 2-2-5　各地区专业公共卫生机构院均服务器 CPU 核数

单位:个

| 地区 | 合计 | 疾病预防控制中心 | 专科疾病防治院 | 妇幼保健院 | 急救中心 | 血站 | 卫生监督所 |
|---|---|---|---|---|---|---|---|
| 总计 | 42.61 | 13.03 | 26.23 | 73.26 | 40.10 | 37.20 | 5.96 |
| 东部 | 58.96 | 15.66 | 32.07 | 103.72 | 43.05 | 45.44 | 3.21 |
| 中部 | 39.82 | 9.70 | 20.52 | 61.00 | 47.29 | 36.30 | 7.66 |
| 西部 | 32.00 | 12.62 | 16.64 | 58.10 | 22.76 | 29.55 | 5.89 |
| 北京 | 130.59 | 61.67 | 52.00 | 180.62 | 120.00 | 114.67 | — |
| 天津 | 48.11 | 50.25 | 32.00 | 10.67 | 92.00 | 16.00 | — |
| 河北 | 29.55 | 8.40 | 24.00 | 37.61 | 92.00 | 35.11 | 1.00 |
| 山西 | 24.82 | 8.67 | 232.00 | 31.73 | 10.00 | 27.67 | — |
| 内蒙古 | 37.18 | 1.32 | 2.33 | 61.54 | 33.33 | 39.33 | — |
| 辽宁 | 20.00 | 3.90 | 25.60 | 48.67 | 13.17 | 25.78 | 0.88 |
| 吉林 | 21.98 | 7.13 | 102.67 | 13.69 | — | 61.33 | — |
| 黑龙江 | 11.70 | 0.33 | 20.00 | 15.60 | 79.20 | 8.64 | 4.50 |
| 上海 | 74.64 | 58.57 | 96.00 | 146.00 | 63.30 | 52.40 | — |
| 江苏 | 68.01 | 22.08 | 35.14 | 151.71 | 46.11 | 37.42 | — |
| 浙江 | 83.99 | 33.34 | 66.00 | 148.46 | 33.35 | 38.73 | — |
| 安徽 | 44.60 | 10.62 | 4.80 | 111.75 | 49.13 | 27.82 | 0 |
| 福建 | 30.31 | 3.80 | 8.69 | 47.11 | 23.80 | 30.00 | 21.00 |
| 江西 | 67.58 | 2.97 | 0 | 104.83 | 76.00 | 26.29 | 0 |
| 山东 | 77.45 | 14.58 | 39.25 | 117.37 | 31.36 | 96.00 | 1.60 |
| 河南 | 35.14 | 15.10 | 8.00 | 56.57 | 22.21 | 37.46 | 8.41 |
| 湖北 | 64.04 | 20.82 | 5.73 | 97.35 | 54.80 | 69.75 | 0 |
| 湖南 | 33.61 | 9.22 | 15.73 | 42.13 | 144.00 | 53.50 | — |
| 广东 | 66.37 | 10.62 | 35.95 | 154.76 | 30.42 | 40.08 | — |
| 广西 | 40.71 | 11.53 | 4.80 | 74.90 | 27.75 | 36.64 | 2.87 |
| 海南 | 45.65 | 5.13 | 0 | 64.25 | 133.33 | 64.00 | — |
| 重庆 | 43.24 | 20.27 | 4.50 | 77.00 | — | 25.75 | 0 |
| 四川 | 35.31 | 21.00 | 29.00 | 75.61 | 21.13 | 37.86 | 7.32 |
| 贵州 | 43.94 | 14.71 | 8.00 | 77.98 | 0 | 28.47 | 9.84 |
| 云南 | 31.12 | 9.98 | 0 | 37.78 | 21.75 | 37.77 | — |
| 西藏 | 2.11 | 0.23 | — | 28.00 | — | 0 | — |
| 陕西 | 21.12 | 1.14 | 240.00 | 26.94 | 35.00 | 33.60 | — |
| 甘肃 | 26.95 | 10.50 | 0 | 38.64 | — | 4.67 | — |
| 青海 | 12.70 | 4.12 | 0 | 18.00 | — | 20.50 | — |
| 宁夏 | 21.31 | 11.68 | — | 96.80 | 16.67 | 19.20 | 0.92 |
| 新疆 | 9.33 | 3.49 | 0 | 20.98 | 70.00 | 7.82 | 1.52 |

表 2-2-6  按服务器 CPU 核数分组的各类专业公共卫生机构的数量

单位:个

| 类别 | 合计 | 服务器 CPU 核数(个) | | | |
|---|---|---|---|---|---|
| | | 50 以下 | [50,100) | [100,200) | 200 及以上 |
| **专业公共卫生机构** | 4 273 | 3 451 | 332 | 268 | 222 |
| 疾病预防控制中心 | 1 321 | 1 227 | 34 | 60 | 0 |
| 省属 | 20 | 5 | 0 | 15 | 0 |
| 地级市(地区)属及以下 | 1 301 | 1 222 | 34 | 45 | 0 |
| 专科疾病防治院 | 165 | 139 | 14 | 3 | 9 |
| 妇幼保健院 | 1 867 | 1 310 | 199 | 171 | 187 |
| 省属 | 17 | 2 | 3 | 2 | 10 |
| 地级市(地区)属及以下 | 1 850 | 1 308 | 196 | 169 | 177 |
| 急救中心 | 252 | 197 | 27 | 15 | 13 |
| 血站 | 310 | 239 | 39 | 19 | 13 |
| 卫生监督所[a] | 358 | 339 | 19 | 0 | 0 |
| 省属 | 5 | 3 | 2 | 0 | 0 |
| 地级市(地区)属及以下 | 353 | 336 | 17 | 0 | 0 |

注:[a] 卫生监督所包含局、中心、执法大队。

表 2-2-7　各地区专业公共卫生机构已使用存储总容量

单位:T

| 地区 | 合计 | 疾病预防控制中心 | 专科疾病防治院 | 妇幼保健院 | 急救中心 | 血站 | 卫生监督所 |
|---|---|---|---|---|---|---|---|
| 总计 | 56 989 | 8 759 | 2 738 | 36 852 | 2 409 | 3 027 | 3 204 |
| 东部 | 24 446 | 2 228 | 1 949 | 18 077 | 1 134 | 1 023 | 35 |
| 中部 | 13 595 | 1 862 | 671 | 8 519 | 745 | 858 | 940 |
| 西部 | 18 948 | 4 669 | 118 | 10 256 | 530 | 1 146 | 2 229 |
| 北京 | 449 | 14 | 19 | 389 | 3 | 24 | — |
| 天津 | 250 | 117 | 3 | 100 | 28 | 2 | — |
| 河北 | 2 689 | 250 | 1 | 2 273 | 20 | 134 | 11 |
| 山西 | 406 | 205 | 10 | 159 | 1 | 31 | — |
| 内蒙古 | 1 016 | 121 | 4 | 661 | 132 | 98 | 0 |
| 辽宁 | 612 | 144 | 7 | 375 | 4 | 60 | 22 |
| 吉林 | 1 105 | 116 | 351 | 456 | — | 182 | — |
| 黑龙江 | 1 009 | 51 | 104 | 518 | 30 | 106 | 200 |
| 上海 | 824 | 124 | 352 | 195 | 63 | 90 | |
| 江苏 | 2 981 | 640 | 17 | 1 980 | 194 | 150 | |
| 浙江 | 2 580 | 91 | 5 | 1 925 | 330 | 229 | — |
| 安徽 | 765 | 74 | 6 | 512 | 60 | 113 | 0 |
| 福建 | 1 624 | 40 | 113 | 1 362 | 94 | 14 | 1 |
| 江西 | 2 837 | 22 | 0 | 2 502 | 227 | 80 | 6 |
| 山东 | 3 733 | 175 | 411 | 2 802 | 181 | 163 | 1 |
| 河南 | 3 533 | 563 | 1 | 1 792 | 322 | 121 | 734 |
| 湖北 | 2 349 | 610 | 158 | 1 337 | 102 | 142 | 0 |
| 湖南 | 1 591 | 221 | 41 | 1 243 | 3 | 83 | |
| 广东 | 8 343 | 547 | 1 021 | 6 507 | 116 | 152 | |
| 广西 | 2 100 | 289 | 4 | 1 438 | 2 | 137 | 230 |
| 海南 | 361 | 86 | 0 | 169 | 101 | 5 | — |
| 重庆 | 653 | 187 | 50 | 387 | — | 29 | 0 |
| 四川 | 8 416 | 3 029 | 17 | 2 998 | 347 | 412 | 1 614 |
| 贵州 | 1 566 | 270 | 1 | 871 | 0 | 93 | 330 |
| 云南 | 2 009 | 182 | 0 | 1 719 | 14 | 94 | — |
| 西藏 | 46 | 4 | — | 42 | | 0 | |
| 陕西 | 918 | 253 | 42 | 562 | 9 | 52 | — |
| 甘肃 | 579 | 115 | 0 | 361 | — | 103 | |
| 青海 | 255 | 93 | 0 | 155 | — | 7 | |
| 宁夏 | 415 | 28 | — | 350 | 11 | 1 | 25 |
| 新疆 | 975 | 98 | 0 | 712 | 15 | 120 | 30 |

表 2-2-8　各地区专业公共卫生机构院均已使用存储容量

单位:T

| 地区 | 合计 | 疾病预防控制中心 | 专科疾病防治院 | 妇幼保健院 | 急救中心 | 血站 | 卫生监督所 |
|---|---|---|---|---|---|---|---|
| 总计 | 13.73 | 6.99 | 17.11 | 20.20 | 9.60 | 9.89 | 8.95 |
| 东部 | 18.12 | 5.34 | 21.88 | 31.28 | 8.72 | 8.82 | 1.84 |
| 中部 | 14.13 | 7.27 | 15.62 | 18.01 | 10.64 | 11.59 | 20.43 |
| 西部 | 10.29 | 8.05 | 4.21 | 13.27 | 10.40 | 9.88 | 7.61 |
| 北京 | 17.25 | 2.80 | 9.50 | 29.89 | 1.00 | 8.00 | — |
| 天津 | 13.90 | 14.63 | 3.00 | 33.37 | 7.00 | 1.00 | — |
| 河北 | 15.91 | 5.32 | 1.00 | 21.86 | 5.00 | 14.89 | 2.75 |
| 山西 | 4.72 | 6.21 | 10.00 | 3.61 | 0.50 | 5.17 | — |
| 内蒙古 | 11.67 | 4.84 | 1.20 | 16.53 | 22.00 | 8.17 | 0 |
| 辽宁 | 6.72 | 3.79 | 1.34 | 15.01 | 0.67 | 6.67 | 2.75 |
| 吉林 | 22.10 | 8.29 | 117.15 | 16.87 | — | 30.33 | — |
| 黑龙江 | 8.21 | 1.09 | 17.33 | 9.97 | 6.00 | 10.60 | 66.67 |
| 上海 | 22.24 | 8.86 | 350.44 | 32.55 | 6.30 | 15.00 | — |
| 江苏 | 23.66 | 14.88 | 2.44 | 52.11 | 10.21 | 7.89 | — |
| 浙江 | 19.70 | 2.60 | 2.50 | 32.63 | 15.00 | 17.62 | — |
| 安徽 | 8.23 | 2.39 | 1.60 | 21.32 | 3.75 | 6.65 | 0 |
| 福建 | 12.03 | 1.33 | 7.55 | 18.91 | 9.40 | 2.33 | 0.50 |
| 江西 | 24.46 | 0.88 | 0 | 37.91 | 20.64 | 13.33 | 3.00 |
| 山东 | 19.14 | 3.80 | 37.36 | 25.47 | 16.45 | 13.58 | 0.20 |
| 河南 | 16.66 | 16.09 | 0.50 | 17.92 | 14.00 | 9.31 | 18.82 |
| 湖北 | 15.66 | 14.88 | 17.56 | 16.71 | 9.27 | 17.75 | 0 |
| 湖南 | 12.06 | 7.37 | 3.42 | 15.54 | 1.50 | 10.38 | — |
| 广东 | 21.78 | 3.96 | 23.75 | 50.84 | 3.05 | 4.22 | — |
| 广西 | 9.95 | 7.05 | 0.44 | 14.23 | 0.50 | 12.45 | 5.23 |
| 海南 | 9.50 | 6.62 | 0 | 8.45 | 33.67 | 5.00 | — |
| 重庆 | 6.66 | 4.56 | 12.50 | 9.67 | — | 2.42 | 0 |
| 四川 | 13.64 | 14.92 | 3.30 | 15.22 | 15.11 | 19.61 | 9.60 |
| 贵州 | 8.42 | 6.00 | 1.29 | 10.13 | 0 | 4.89 | 10.65 |
| 云南 | 10.58 | 4.55 | 0 | 13.33 | 1.75 | 7.83 | — |
| 西藏 | 1.15 | 0.11 | — | 14.00 | — | 0 | — |
| 陕西 | 8.66 | 8.16 | 42.00 | 8.39 | 4.50 | 10.40 | — |
| 甘肃 | 10.35 | 6.39 | 0 | 10.63 | — | 34.33 | — |
| 青海 | 5.53 | 5.47 | 0 | 6.44 | — | 1.75 | — |
| 宁夏 | 6.19 | 1.12 | — | 34.97 | 3.67 | 0.20 | 1.04 |
| 新疆 | 7.12 | 1.69 | 0 | 16.95 | 15.00 | 10.91 | 1.25 |

表 2-2-9　按已使用存储容量分组的各类专业公共卫生机构数量

单位：个

| 类别 | 合计 | 已使用存储容量（T） | | | |
|---|---|---|---|---|---|
| | | 10 以下 | [10,20) | [20,40) | 40 及以上 |
| **专业公共卫生机构** | 4 152 | 3 227 | 308 | 252 | 365 |
| 疾病预防控制中心 | 1 253 | 1 089 | 58 | 35 | 71 |
| 省属 | 20 | 6 | 4 | 1 | 9 |
| 地级市（地区）属及以下 | 1 233 | 1 083 | 54 | 34 | 62 |
| 专科疾病防治院 | 160 | 131 | 12 | 3 | 14 |
| 妇幼保健院 | 1 824 | 1 262 | 175 | 160 | 227 |
| 省属 | 17 | 2 | 0 | 2 | 13 |
| 地级市（地区）属及以下 | 1 807 | 1 260 | 175 | 158 | 214 |
| 急救中心 | 251 | 202 | 19 | 13 | 17 |
| 血站 | 306 | 233 | 27 | 26 | 20 |
| 卫生监督所[a] | 358 | 310 | 17 | 15 | 16 |
| 省属 | 5 | 4 | 1 | 0 | 0 |
| 地级市（地区）属及以下 | 353 | 306 | 16 | 15 | 16 |

注：[a] 卫生监督所包含局、中心、执法大队。

表 2-2-10　各地区专业公共卫生机构电脑终端总数量

单位:台

| 地区 | 合计 | 疾病预防控制中心 | 专科疾病防治院 | 妇幼保健院 | 急救中心 | 血站 | 卫生监督所 |
|---|---|---|---|---|---|---|---|
| 总计 | 417 076 | 66 964 | 12 052 | 305 127 | 5 660 | 20 826 | 6 447 |
| 东部 | 177 849 | 22 317 | 8 161 | 134 901 | 3 251 | 8 834 | 385 |
| 中部 | 95 207 | 12 560 | 2 629 | 72 136 | 1 511 | 5 203 | 1 168 |
| 西部 | 144 020 | 32 087 | 1 262 | 98 090 | 898 | 6 789 | 4 894 |
| 北京 | 6 111 | 811 | 458 | 4 525 | 148 | 169 | — |
| 天津 | 1 588 | 747 | 400 | 187 | 250 | 4 | |
| 河北 | 13 908 | 1 815 | 100 | 11 085 | 34 | 788 | 86 |
| 山西 | 4 742 | 1 180 | 160 | 3 025 | 6 | 371 | |
| 内蒙古 | 5 689 | 644 | 46 | 4 493 | 60 | 446 | |
| 辽宁 | 3 946 | 1 137 | 142 | 1 835 | 127 | 547 | 158 |
| 吉林 | 2 986 | 834 | 276 | 1 429 | — | 447 | |
| 黑龙江 | 4 598 | 404 | 581 | 3 034 | 229 | 341 | 9 |
| 上海 | 5 329 | 2 181 | 112 | 1 830 | 629 | 577 | — |
| 江苏 | 19 831 | 3 196 | 483 | 14 271 | 477 | 1 404 | |
| 浙江 | 24 241 | 3 473 | 127 | 19 317 | 376 | 948 | — |
| 安徽 | 9 116 | 1 838 | 104 | 5 748 | 349 | 1 076 | 1 |
| 福建 | 11 376 | 1 148 | 823 | 8 617 | 192 | 557 | 39 |
| 江西 | 14 761 | 1 006 | 171 | 12 919 | 271 | 367 | 27 |
| 山东 | 32 443 | 2 276 | 896 | 27 103 | 351 | 1 715 | 102 |
| 河南 | 21 914 | 2 759 | 12 | 16 584 | 365 | 1 063 | 1 131 |
| 湖北 | 20 175 | 3 183 | 598 | 15 509 | 154 | 731 | 0 |
| 湖南 | 16 915 | 1 356 | 727 | 13 888 | 137 | 807 | — |
| 广东 | 54 885 | 4 874 | 4 606 | 43 110 | 492 | 1 803 | — |
| 广西 | 29 225 | 3 058 | 438 | 23 477 | 89 | 1 196 | 967 |
| 海南 | 4 191 | 659 | 14 | 3 021 | 175 | 322 | — |
| 重庆 | 13 341 | 3 837 | 111 | 8 654 | — | 739 | 0 |
| 四川 | 38 453 | 12 292 | 223 | 21 279 | 330 | 1 598 | 2 731 |
| 贵州 | 15 726 | 3 587 | 29 | 10 545 | 49 | 817 | 699 |
| 云南 | 17 346 | 2 824 | 0 | 13 807 | 119 | 582 | 14 |
| 西藏 | 219 | 113 | — | 106 | | 0 | — |
| 陕西 | 8 955 | 1 889 | 415 | 5 956 | 122 | 573 | — |
| 甘肃 | 5 394 | 745 | 0 | 4 543 | | 106 | |
| 青海 | 1 568 | 343 | 0 | 1 019 | — | 206 | |
| 宁夏 | 3 701 | 1 259 | — | 1 911 | 97 | 231 | 203 |
| 新疆 | 4 403 | 1 496 | 0 | 2 300 | 32 | 295 | 280 |

表 2-2-11  各地区专业公共卫生机构院均电脑终端数量

单位:台

| 地区 | 合计 | 疾病预防控制中心 | 专科疾病防治院 | 妇幼保健院 | 急救中心 | 血站 | 卫生监督所 |
|------|------|------|------|------|------|------|------|
| 总计 | 95.11 | 48.74 | 72.60 | 163.26 | 21.60 | 64.88 | 16.40 |
| 东部 | 126.85 | 49.81 | 89.68 | 229.42 | 24.08 | 74.24 | 18.33 |
| 中部 | 93.16 | 44.86 | 58.42 | 146.62 | 20.15 | 66.71 | 22.46 |
| 西部 | 73.44 | 49.67 | 42.07 | 124.32 | 17.27 | 54.75 | 15.29 |
| 北京 | 218.25 | 135.17 | 229.00 | 323.21 | 49.33 | 56.33 | — |
| 天津 | 83.58 | 93.38 | 400.00 | 62.33 | 62.50 | 1.33 | — |
| 河北 | 75.59 | 31.84 | 100.00 | 104.58 | 6.80 | 87.56 | 14.33 |
| 山西 | 52.69 | 34.71 | 160.00 | 63.02 | 6.00 | 61.83 | — |
| 内蒙古 | 64.65 | 23.85 | 15.33 | 112.33 | 10.00 | 37.17 | — |
| 辽宁 | 40.27 | 27.73 | 28.40 | 65.54 | 21.17 | 54.70 | 19.75 |
| 吉林 | 56.34 | 49.06 | 92.00 | 52.93 | — | 74.50 | — |
| 黑龙江 | 36.20 | 8.42 | 96.83 | 56.19 | 45.80 | 31.00 | 3.00 |
| 上海 | 144.03 | 155.79 | 112.00 | 305.00 | 62.90 | 96.17 | — |
| 江苏 | 151.38 | 69.48 | 69.00 | 356.78 | 25.11 | 73.89 | 22.40 |
| 浙江 | 175.66 | 89.05 | 63.50 | 327.41 | 15.67 | 67.71 | — |
| 安徽 | 93.98 | 55.70 | 26.00 | 239.50 | 20.53 | 59.78 | 1.00 |
| 福建 | 82.43 | 37.03 | 54.87 | 116.45 | 19.20 | 92.83 | 19.50 |
| 江西 | 114.43 | 34.69 | 28.50 | 179.43 | 20.85 | 52.43 | 13.50 |
| 山东 | 158.26 | 42.15 | 68.92 | 246.39 | 31.91 | 142.92 | 20.40 |
| 河南 | 92.46 | 62.70 | 6.00 | 156.45 | 14.04 | 75.93 | 25.13 |
| 湖北 | 130.16 | 72.34 | 54.36 | 193.86 | 14.00 | 91.38 | 0 |
| 湖南 | 126.23 | 43.74 | 60.58 | 171.46 | 68.50 | 100.88 | — |
| 广东 | 143.30 | 35.32 | 107.12 | 336.80 | 12.95 | 50.08 | — |
| 广西 | 127.07 | 62.41 | 39.82 | 232.45 | 22.25 | 99.67 | 18.25 |
| 海南 | 102.22 | 47.07 | 14.00 | 151.05 | 35.00 | 322.00 | — |
| 重庆 | 136.13 | 93.59 | 27.75 | 216.35 | — | 61.58 | 0 |
| 四川 | 60.94 | 59.10 | 37.17 | 108.02 | 13.75 | 72.64 | 15.70 |
| 贵州 | 71.48 | 53.54 | 29.00 | 117.17 | 12.25 | 37.14 | 19.42 |
| 云南 | 84.61 | 61.39 | 0 | 101.52 | 14.88 | 44.77 | 14.00 |
| 西藏 | 5.62 | 3.23 | — | 35.33 | — | 0 | — |
| 陕西 | 74.01 | 41.98 | 415.00 | 87.59 | 61.00 | 114.60 | — |
| 甘肃 | 88.43 | 37.25 | 0 | 122.78 | — | 35.33 | — |
| 青海 | 32.67 | 20.18 | 0 | 40.76 | — | 41.20 | — |
| 宁夏 | 55.24 | 50.36 | — | 191.10 | 32.33 | 46.20 | 8.46 |
| 新疆 | 28.78 | 22.67 | 0 | 54.76 | 32.00 | 24.58 | 9.03 |

表 2-2-12　按电脑终端数量分组的各类专业公共卫生机构数量

单位:个

| 类别 | 合计 | 电脑终端数量（台） | | | |
|---|---|---|---|---|---|
| | | 100 以下 | [100,200) | [200,400) | 400 及以上 |
| **专业公共卫生机构** | 4 385 | 3 175 | 660 | 367 | 183 |
| 疾病预防控制中心 | 1 374 | 1 164 | 152 | 58 | 0 |
| 省属 | 20 | 0 | 1 | 19 | 0 |
| 地级市（地区）属及以下 | 1 354 | 1 164 | 151 | 39 | 0 |
| 专科疾病防治院 | 166 | 126 | 20 | 14 | 6 |
| 妇幼保健院 | 1 869 | 980 | 436 | 276 | 177 |
| 省属 | 18 | 0 | 2 | 3 | 13 |
| 地级市（地区）属及以下 | 1 851 | 980 | 434 | 273 | 164 |
| 急救中心 | 262 | 251 | 11 | 0 | 0 |
| 血站 | 321 | 261 | 41 | 19 | 0 |
| 卫生监督所 [a] | 393 | 393 | 0 | 0 | 0 |
| 省属 | 5 | 5 | 0 | 0 | 0 |
| 地级市（地区）属及以下 | 388 | 388 | 0 | 0 | 0 |

注:[a] 卫生监督所包含局、中心、执法大队。

表 2-2-13　不同隶属关系的各级各类专业公共卫生机构院均电脑终端数量

单位:台

| 类别 | 合计 | 疾病预防控制中心 | 专科疾病防治院 | 妇幼保健院 | 急救中心 | 血站 | 卫生监督所 |
|---|---|---|---|---|---|---|---|
| **专业公共卫生机构** | 95.14 | 48.74 | 72.60 | 163.26 | 21.60 | 64.88 | 16.40 |
| 省属 | 485.55 | 267.15 | 255.00 | 1 235.56 | 94.80 | 225.00 | 69.40 |
| 地级市（地区）属 | 173.04 | 112.53 | 118.83 | 396.88 | 28.53 | 72.54 | 31.38 |
| 县级市（区）属 | 79.24 | 37.40 | 45.42 | 141.36 | 11.38 | 27.86 | 15.08 |
| 县属 | 55.38 | 28.16 | 21.31 | 85.80 | 10.77 | 13.96 | 12.22 |
| 其他 | 40.68 | 35.43 | 56.95 | 79.91 | 10.04 | 39.17 | 6.00 |

表 2-2-14　各地区三级专业公共卫生机构院均完成网络安全等级保护第三级信息系统备案数量

单位:个

| 地区 | 合计 | 妇幼保健院 | 专科疾病防治院 |
|---|---|---|---|
| 总计 | 1.94 | 1.95 | 1.50 |
| 东部 | 2.23 | 2.25 | 1.75 |
| 中部 | 2.10 | 2.12 | 1.50 |
| 西部 | 1.53 | 1.54 | 1.00 |
| 北京 | 0.67 | 0.67 | — |
| 天津 | 3.00 | — | 3.00 |
| 河北 | 4.33 | 4.33 | — |
| 山西 | 1.00 | 1.00 | — |
| 内蒙古 | 3.00 | 3.00 | — |
| 辽宁 | 2.00 | 2.00 | — |
| 吉林 | 1.00 | 1.00 | — |
| 黑龙江 | 0.30 | 0.11 | 2.00 |
| 上海 | — | — | — |
| 江苏 | 2.90 | 2.90 | — |
| 浙江 | 1.31 | 1.31 | — |
| 安徽 | 0.67 | 0.67 | — |
| 福建 | 4.17 | 5.50 | 1.50 |
| 江西 | 2.40 | 2.40 | — |
| 山东 | 2.07 | 2.07 | — |
| 河南 | 4.50 | 4.50 | — |
| 湖北 | 1.00 | 1.00 | — |
| 湖南 | 3.36 | 3.60 | 1.00 |
| 广东 | 1.97 | 2.00 | 1.00 |
| 广西 | 0.38 | 0.38 | — |
| 海南 | 1.00 | 1.00 | — |
| 重庆 | 1.00 | 1.00 | — |
| 四川 | 2.14 | 2.14 | — |
| 贵州 | 1.14 | 1.14 | — |
| 云南 | 1.58 | 1.58 | — |
| 西藏 | — | — | — |
| 陕西 | 1.29 | 1.17 | 2.00 |
| 甘肃 | 1.50 | 3.00 | 0.00 |
| 青海 | 0 | 0 | — |
| 宁夏 | 1.00 | 1.00 | — |
| 新疆 | 1.00 | 1.00 | — |

注:三级专业公共卫生机构指通过三级医院等级评审的妇幼保健院和专科疾病防治院。

表 2-2-15　完成网络安全等级保护第三级信息系统备案的
各类二级及以下专业公共卫生机构数量及占比

| 类别 | 合计 / 个 | 完成网络安全等级保护第三级信息系统备案数量 ≥1 个 / 个 | 占比 /% |
|---|---|---|---|
| **二级及以下专业公共卫生机构** | 3 828 | 521 | 13.61 |
| 疾病预防控制中心 | 1 237 | 159 | 12.85 |
| 省属 | 20 | 17 | 85.00 |
| 地级市（地区）属及以下 | 1 217 | 142 | 11.67 |
| 专科疾病防治院 | 152 | 18 | 11.84 |
| 妇幼保健院 | 1 540 | 207 | 13.44 |
| 省属 | 1 | 0 | 0 |
| 地级市（地区）属及以下 | 1 539 | 207 | 13.45 |
| 急救中心 | 247 | 50 | 20.24 |
| 血站 | 298 | 46 | 15.44 |
| 卫生监督所 [a] | 354 | 41 | 11.58 |
| 省属 | 5 | 2 | 40.00 |
| 地级市（地区）属及以下 | 349 | 39 | 11.17 |

注：[a] 卫生监督所包含局、中心、执法大队。

# 三、人 员 配 置

## （一）简要说明

　　本部分主要介绍全国及 31 个省（自治区、直辖市）各级各类公立医院、专业公共卫生机构、基层医疗卫生机构信息化工作人员配置情况，包括信息化工作人员岗位构成及信息化工作人员性别、年龄、学历、职称构成等内容。

## （二）主要指标及计算

　　信息化工作人员岗位构成（%）：各机构某业务类型信息化工作人员总数 / 各机构信息化工作人员总数 ×100%。

## （三）数据情况

### 1. 公立医院

表 3-1-1　各类公立医院信息化工作人员岗位构成

单位：%

| 类别 | 综合管理 | 卫生统计 | 信息应用与运维管理 | 网络安全与运维管理 | 信息标准 | 其他 |
|---|---|---|---|---|---|---|
| 公立医院 | 8.61 | 20.66 | 24.56 | 30.59 | 5.82 | 9.76 |
| 综合医院 | 8.34 | 20.43 | 25.50 | 31.08 | 5.53 | 9.13 |
| 中医类医院 | 10.05 | 21.73 | 21.73 | 32.52 | 7.69 | 6.28 |
| 专科医院 | 8.27 | 20.67 | 23.03 | 25.10 | 4.92 | 18.01 |
| 　口腔医院 | 8.00 | 28.00 | 26.00 | 30.00 | 2.00 | 6.00 |
| 　眼科医院 | 3.45 | 3.45 | 34.48 | 48.28 | 3.45 | 6.90 |
| 　肿瘤医院 | 5.52 | 7.73 | 16.57 | 16.02 | 1.66 | 52.49 |
| 　心血管病医院 | 13.28 | 39.84 | 34.38 | 4.69 | 7.03 | 0.78 |
| 　妇产（科）医院 | 10.64 | 2.13 | 14.89 | 61.70 | 6.38 | 4.26 |
| 　儿童医院 | 7.44 | 23.97 | 27.27 | 14.88 | 11.57 | 14.88 |
| 　精神病医院 | 10.25 | 19.26 | 22.54 | 29.10 | 5.33 | 13.52 |
| 　传染病医院 | 4.42 | 30.09 | 18.58 | 31.86 | 1.77 | 13.27 |
| 　康复医院 | 4.00 | 20.00 | 16.00 | 36.00 | 0 | 24.00 |
| 护理院 | 0 | 0 | 28.57 | 57.14 | 14.29 | 0 |

表 3-1-2　各地区公立医院院均信息化工作人员构成

单位:%

| 地区 | 综合管理 | 卫生统计 | 信息应用与运维管理 | 网络安全与运维管理 | 信息标准 | 其他 |
|---|---|---|---|---|---|---|
| 总计 | 8.61 | 20.66 | 24.56 | 30.59 | 5.82 | 9.76 |
| 东部 | 9.28 | 18.43 | 25.71 | 29.01 | 6.40 | 11.17 |
| 中部 | 8.56 | 21.27 | 24.86 | 30.99 | 3.65 | 10.67 |
| 西部 | 6.85 | 25.96 | 21.10 | 34.38 | 6.85 | 4.86 |
| 北京 | 9.96 | 41.02 | 18.16 | 7.03 | 9.77 | 14.06 |
| 天津 | 1.78 | 7.69 | 34.32 | 38.46 | 10.65 | 7.10 |
| 河北 | 5.00 | 12.78 | 35.56 | 31.94 | 3.33 | 11.39 |
| 山西 | 7.78 | 17.78 | 25.56 | 42.22 | 2.22 | 4.44 |
| 内蒙古 | 6.43 | 15.71 | 22.14 | 32.86 | 20.00 | 2.86 |
| 辽宁 | 5.80 | 8.21 | 30.92 | 27.54 | 0.97 | 26.56 |
| 吉林 | 6.62 | 17.65 | 28.68 | 33.82 | 3.68 | 9.55 |
| 黑龙江 | 1.77 | 40.99 | 8.83 | 34.28 | 3.89 | 10.24 |
| 上海 | 3.87 | 24.65 | 18.66 | 34.86 | 5.99 | 11.97 |
| 江苏 | 13.74 | 27.49 | 27.01 | 5.69 | 15.64 | 10.43 |
| 浙江 | 1.65 | 1.65 | 67.77 | 26.86 | 0.41 | 1.66 |
| 安徽 | 0 | 11.11 | 27.78 | 42.22 | 2.22 | 16.67 |
| 福建 | 13.42 | 22.15 | 12.75 | 28.86 | 7.38 | 15.44 |
| 江西 | 18.35 | 9.04 | 38.30 | 21.81 | 0.53 | 11.97 |
| 山东 | 10.95 | 11.76 | 45.03 | 18.46 | 2.03 | 11.77 |
| 河南 | 6.67 | 10.22 | 32.00 | 37.78 | 3.11 | 10.22 |
| 湖北 | 9.15 | 25.65 | 20.48 | 25.84 | 7.36 | 11.52 |
| 湖南 | 6.62 | 25.00 | 22.06 | 35.29 | 2.21 | 8.82 |
| 广东 | 11.80 | 17.25 | 15.90 | 38.03 | 7.25 | 9.77 |
| 广西 | 9.42 | 25.65 | 7.85 | 43.46 | 6.28 | 7.34 |
| 海南 | 2.33 | 9.30 | 6.98 | 72.09 | 4.65 | 4.65 |
| 重庆 | 5.88 | 9.24 | 39.50 | 38.66 | 5.04 | 1.68 |
| 四川 | 0 | 0 | 0 | 0 | 0 | 100.00 |
| 贵州 | 3.60 | 66.67 | 19.82 | 8.56 | 0 | 1.35 |
| 云南 | 7.95 | 18.54 | 23.18 | 41.06 | 3.97 | 5.30 |
| 西藏 | 18.18 | 22.73 | 27.27 | 22.73 | 4.55 | 4.54 |
| 陕西 | 6.78 | 23.37 | 21.11 | 39.70 | 4.77 | 4.27 |
| 甘肃 | 1.96 | 13.73 | 2.94 | 69.61 | 2.94 | 8.82 |
| 青海 | 0 | 17.19 | 17.19 | 31.25 | 25.00 | 9.37 |
| 宁夏 | 8.43 | 3.61 | 46.99 | 32.53 | 3.61 | 4.83 |
| 新疆 | 13.01 | 30.14 | 22.60 | 20.55 | 13.01 | 0.69 |

表 3-1-3 各级公立医院信息化工作人员岗位构成

单位:%

| 类别 | 综合管理 | 卫生统计 | 信息应用与运维管理 | 网络安全与运维管理 | 信息标准 | 其他 |
|---|---|---|---|---|---|---|
| 总计 | 8.61 | 20.66 | 24.56 | 30.59 | 5.82 | 9.76 |
| 三级 | 8.69 | 18.19 | 27.88 | 28.22 | 6.42 | 10.59 |
| 三甲 | 8.65 | 17.69 | 28.50 | 27.56 | 6.16 | 11.44 |
| 其他三级 | 8.88 | 20.19 | 25.42 | 30.84 | 7.48 | 7.20 |
| 二级 | 8.37 | 25.10 | 18.64 | 34.89 | 4.64 | 8.37 |
| 一级 | 5.50 | 26.61 | 11.01 | 44.95 | 6.42 | 5.50 |
| 未定级 | 12.82 | 31.62 | 13.68 | 32.48 | 3.42 | 5.98 |

表 3-1-4 公立医院信息化工作人员性别、年龄、学历、职称构成

单位:%

| 分类 | 合计 | 综合管理 | 卫生统计 | 信息应用与运维管理 | 网络安全与运维管理 | 信息标准 | 其他 |
|---|---|---|---|---|---|---|---|
| 性别 | | | | | | | |
| 男性 | 68.00 | 63.88 | 43.29 | 73.12 | 82.55 | 74.68 | 61.42 |
| 女性 | 32.00 | 36.12 | 56.71 | 26.88 | 17.45 | 25.32 | 38.58 |
| 年龄 | | | | | | | |
| 25 岁以下 | 3.01 | 2.73 | 2.64 | 4.54 | 2.19 | 0.43 | 4.31 |
| 25~34 岁 | 39.10 | 27.63 | 34.71 | 46.75 | 41.50 | 29.36 | 37.56 |
| 35~44 岁 | 39.81 | 40.72 | 32.49 | 39.54 | 44.33 | 44.89 | 37.94 |
| 45~54 岁 | 14.54 | 23.74 | 23.44 | 7.31 | 10.40 | 19.36 | 15.86 |
| 55 岁及以上 | 3.54 | 5.18 | 6.72 | 1.87 | 1.58 | 5.95 | 4.31 |
| 工作年限 | | | | | | | |
| 5 年以下 | 17.97 | 13.53 | 14.69 | 22.74 | 18.02 | 11.28 | 20.69 |
| 5~9 年 | 24.13 | 16.12 | 20.44 | 28.79 | 27.09 | 19.57 | 20.69 |
| 10~19 年 | 34.43 | 34.82 | 27.46 | 34.90 | 38.42 | 37.45 | 33.38 |
| 20~29 年 | 14.53 | 22.45 | 18.53 | 10.04 | 12.27 | 18.72 | 14.97 |
| 30 年及以上 | 8.91 | 13.09 | 18.82 | 3.48 | 4.21 | 12.98 | 10.15 |
| 其他 | 0.04 | 0 | 0.06 | 0.05 | 0 | 0 | 0.13 |

续表

| 分类 | 合计 | 综合管理 | 卫生统计 | 信息应用与运维管理 | 网络安全与运维管理 | 信息标准 | 其他 |
|---|---|---|---|---|---|---|---|
| 学历 | | | | | | | |
| 研究生 | 10.64 | 16.55 | 7.07 | 13.82 | 7.29 | 13.40 | 13.83 |
| 大学本科 | 63.18 | 57.99 | 58.51 | 69.24 | 66.03 | 63.62 | 53.17 |
| 大专 | 21.28 | 21.44 | 25.60 | 14.78 | 23.04 | 18.72 | 24.37 |
| 其他 | 4.90 | 4.03 | 8.81 | 2.16 | 3.64 | 4.26 | 8.62 |
| 专业技术资格 | | | | | | | |
| 正高 | 0.66 | 1.73 | 0.72 | 0.45 | 0.20 | 1.91 | 0.76 |
| 副高 | 8.65 | 15.68 | 9.23 | 7.61 | 6.11 | 16.81 | 6.85 |
| 中级 | 28.65 | 34.82 | 32.37 | 29.15 | 25.38 | 32.13 | 22.21 |
| 初级 | 37.63 | 25.33 | 37.05 | 37.17 | 43.23 | 34.26 | 35.41 |
| 其他 | 24.41 | 22.45 | 20.62 | 25.61 | 25.06 | 14.89 | 34.77 |

## 2. 专业公共卫生机构

表 3-2-1　各类专业公共卫生机构信息化工作人员岗位构成

单位:%

| 类别 | 综合管理 | 卫生统计 | 信息应用与运维管理 | 网络安全与运维管理 | 信息标准 | 其他 |
|---|---|---|---|---|---|---|
| **专业公共卫生机构** | 8.00 | 32.69 | 15.31 | 25.93 | 10.34 | 7.72 |
| 疾病预防控制中心 | 15.22 | 23.91 | 3.26 | 28.26 | 14.13 | 15.22 |
| 　省属 | 0 | 38.10 | 9.52 | 42.86 | 4.76 | 4.76 |
| 　地级市(地区)属及以下 | 19.72 | 19.72 | 1.41 | 23.94 | 16.90 | 18.31 |
| 专科疾病防治院 | 2.94 | 23.53 | 0 | 41.18 | 8.82 | 23.53 |
| 妇幼保健院 | 6.46 | 35.61 | 17.53 | 25.65 | 9.59 | 5.17 |
| 　省属 | 0 | 10.71 | 32.14 | 32.14 | 25.00 | 0 |
| 　地级市(地区)属及以下 | 6.81 | 36.96 | 16.73 | 25.29 | 8.75 | 5.45 |
| 急救中心 | 0 | 28.57 | 28.57 | 14.29 | 28.57 | 0 |
| 血站 | 9.52 | 14.29 | 38.10 | 33.33 | 0.00 | 4.76 |
| 卫生监督所 | 20.69 | 31.03 | 10.34 | 3.45 | 17.24 | 17.24 |
| 　省属 | 0 | 33.33 | 0 | 0 | 0 | 66.67 |
| 　地级市(地区)属及以下 | 23.08 | 30.77 | 11.54 | 3.85 | 19.23 | 11.54 |

表 3-2-2　专业公共卫生机构信息化工作人员性别、年龄、学历、职称构成

单位:%

| 分类 | 合计 | 综合管理 | 卫生统计 | 信息应用与运维管理 | 网络安全与运维管理 | 信息标准 | 其他 |
|---|---|---|---|---|---|---|---|
| 性别 | | | | | | | |
| 　男性 | 59.72 | 56.90 | 29.96 | 83.78 | 85.11 | 64.00 | 50.00 |
| 　女性 | 40.28 | 43.10 | 70.04 | 16.22 | 14.89 | 36.00 | 50.00 |
| 年龄 | | | | | | | |
| 　25 岁以下 | 4.00 | 0 | 4.64 | 6.31 | 4.26 | 0 | 5.36 |
| 　25~34 岁 | 36.55 | 27.59 | 34.18 | 43.24 | 40.43 | 30.67 | 37.50 |
| 　35~44 岁 | 40.41 | 41.38 | 35.02 | 38.74 | 43.09 | 48.00 | 46.43 |
| 　45~54 岁 | 16.41 | 24.14 | 23.21 | 9.91 | 10.11 | 18.67 | 10.71 |
| 　55 岁及以上 | 2.62 | 6.90 | 2.95 | 1.80 | 2.13 | 2.67 | 0 |
| 工作年限 | | | | | | | |
| 　5 年以下 | 15.72 | 5.17 | 14.35 | 23.42 | 18.09 | 10.67 | 16.07 |
| 　5~9 年 | 20.14 | 15.52 | 17.72 | 22.52 | 23.94 | 18.67 | 19.64 |
| 　10~19 年 | 36.41 | 32.76 | 32.49 | 42.34 | 38.30 | 40.00 | 33.93 |
| 　20~29 年 | 20.00 | 36.21 | 23.63 | 9.01 | 14.89 | 22.67 | 23.21 |
| 　30 年及以上 | 7.45 | 10.34 | 11.81 | 2.70 | 4.79 | 8.00 | 3.57 |
| 　不详 | 0.28 | 0 | 0 | 0 | 0 | 0 | 3.57 |
| 学历 | | | | | | | |
| 　研究生 | 5.24 | 5.17 | 3.80 | 9.01 | 2.66 | 13.33 | 1.79 |
| 　大学本科 | 62.62 | 58.62 | 56.96 | 63.96 | 72.87 | 60.00 | 57.14 |
| 　大专 | 25.93 | 27.59 | 32.07 | 24.32 | 19.68 | 21.33 | 28.57 |
| 　其他 | 6.21 | 8.62 | 7.17 | 2.70 | 4.78 | 5.33 | 12.50 |
| 专业技术资格 | | | | | | | |
| 　正高 | 0.69 | 0 | 0 | 0.90 | 1.06 | 2.67 | 0 |
| 　副高 | 6.62 | 3.45 | 7.59 | 9.01 | 4.26 | 10.67 | 3.57 |
| 　中级 | 27.03 | 27.59 | 32.07 | 18.02 | 27.66 | 26.67 | 21.43 |
| 　初级 | 40.14 | 44.82 | 41.35 | 39.64 | 42.02 | 34.66 | 32.14 |
| 　其他 | 25.51 | 24.14 | 18.99 | 32.43 | 25.00 | 25.34 | 42.86 |

## 3. 基层医疗卫生机构

表 3-3-1　基层医疗卫生机构信息化工作人员岗位构成

单位:%

| 类别 | 综合管理 | 卫生统计 | 信息应用与运维管理 | 网络安全与运维管理 | 信息标准 | 其他 |
|---|---|---|---|---|---|---|
| 基层医疗卫生机构 | 10.34 | 34.93 | 7.35 | 30.73 | 5.25 | 11.39 |
| 社区卫生服务中心 | 11.37 | 34.11 | 7.29 | 34.11 | 4.37 | 8.75 |
| 卫生院 | 9.26 | 35.80 | 7.41 | 27.16 | 6.17 | 14.20 |

表 3-3-2　各地区基层医疗卫生机构院均信息化工作人员构成

单位:%

| 地区 | 综合管理 | 卫生统计 | 信息应用与运维管理 | 网络安全与运维管理 | 信息标准 | 其他 |
|---|---|---|---|---|---|---|
| 总计 | 10.34 | 34.93 | 7.35 | 30.73 | 5.25 | 11.40 |
| 东部 | 10.73 | 33.69 | 6.65 | 33.05 | 5.79 | 10.09 |
| 中部 | 11.45 | 35.11 | 9.92 | 22.14 | 4.58 | 16.80 |
| 西部 | 5.71 | 42.86 | 7.14 | 31.43 | 2.86 | 10.00 |
| 北京 | 29.31 | 53.45 | 0 | 6.90 | 3.45 | 6.89 |
| 天津 | 25.00 | 0 | 25.00 | 50.00 | 0 | 0 |
| 河北 | 0 | 50.00 | 4.55 | 4.55 | 9.09 | 31.81 |
| 山西 | 0 | 16.67 | 16.67 | 50.00 | 0 | 16.66 |
| 内蒙古 | 0 | 50.00 | 0 | 50.00 | 0 | 0 |
| 辽宁 | 0 | 33.33 | 33.33 | 0 | 0 | 33.34 |
| 吉林 | 9.09 | 63.64 | 9.09 | 9.09 | 9.09 | 0 |
| 黑龙江 | 9.09 | 54.55 | 9.09 | 0 | 4.55 | 22.72 |
| 上海 | 4.82 | 25.30 | 12.05 | 50.60 | 6.02 | 1.21 |
| 江苏 | 21.88 | 51.56 | 1.56 | 4.69 | 4.69 | 15.62 |
| 浙江 | 3.85 | 15.38 | 11.54 | 42.31 | 7.69 | 19.23 |
| 安徽 | 20.00 | 30.00 | 0 | 25.00 | 10.00 | 15.00 |
| 福建 | 4.17 | 41.67 | 4.16 | 50.00 | 0 | 0 |
| 江西 | 44.44 | 33.34 | 11.11 | 11.11 | 0 | 0 |

续表

| 地区 | 综合管理 | 卫生统计 | 信息应用<br>与运维管理 | 网络安全<br>与运维管理 | 信息标准 | 其他 |
|------|---------|---------|----------------------|----------------------|---------|------|
| 山东 | 4.35 | 30.43 | 26.09 | 30.43 | 4.35 | 4.35 |
| 河南 | 8.00 | 40.00 | 12.00 | 28.00 | 0 | 12.00 |
| 湖北 | 6.25 | 15.63 | 12.50 | 34.38 | 3.12 | 28.12 |
| 湖南 | 0 | 33.33 | 16.67 | 16.67 | 16.67 | 16.66 |
| 广东 | 7.01 | 24.84 | 4.46 | 45.86 | 7.01 | 10.82 |
| 广西 | 42.86 | 0 | 0 | 28.57 | 0 | 28.57 |
| 海南 | 0 | 0 | 0 | 0 | 50.00 | 50.00 |
| 重庆 | 0 | 40.91 | 13.64 | 40.91 | 0 | 4.54 |
| 四川 | 0 | 0 | 0 | 0 | 0 | 100.00 |
| 贵州 | 0 | 91.67 | 0 | 8.33 | 0 | 0 |
| 云南 | 0 | 14.29 | 14.29 | 57.14 | 0 | 14.28 |
| 西藏 | 0 | 50.00 | 10.00 | 30.00 | 10.00 | 0 |
| 陕西 | 0 | 25.00 | 0 | 25.00 | 25.00 | 25.00 |
| 甘肃 | 50.00 | 50.00 | 0 | 0 | 0 | 0 |
| 青海 | 10.34 | 34.93 | 7.35 | 30.73 | 5.25 | 11.40 |
| 宁夏 | 10.73 | 33.69 | 6.65 | 33.05 | 5.79 | 10.09 |
| 新疆 | 11.45 | 35.11 | 9.92 | 22.14 | 4.58 | 16.80 |

表 3-3-3　基层医疗卫生机构信息化工作人员性别、年龄、学历、职称构成

单位:%

| 分类 | 合计 | 综合管理 | 卫生统计 | 信息应用与运维管理 | 网络安全与运维管理 | 信息标准 | 其他 |
|---|---|---|---|---|---|---|---|
| **性别** | | | | | | | |
| 男性 | 69.27 | 55.07 | 62.23 | 77.55 | 83.41 | 85.71 | 52.63 |
| 女性 | 30.73 | 44.93 | 37.77 | 22.45 | 16.59 | 14.29 | 47.37 |
| **年龄** | | | | | | | |
| 25 岁以下 | 3.60 | 1.45 | 1.72 | 6.12 | 4.39 | 2.86 | 7.89 |
| 25~34 岁 | 45.73 | 49.28 | 44.64 | 48.98 | 47.80 | 28.57 | 46.05 |
| 35~44 岁 | 37.93 | 30.43 | 36.48 | 36.73 | 40.98 | 51.43 | 35.53 |
| 45~54 岁 | 11.54 | 15.94 | 16.74 | 6.12 | 6.34 | 11.43 | 9.21 |
| 55 岁及以上 | 1.20 | 2.90 | 0.43 | 2.04 | 0.49 | 5.71 | 1.32 |
| **工作年限** | | | | | | | |
| 5 年以下 | 23.24 | 21.74 | 20.17 | 20.41 | 28.29 | 17.14 | 25.00 |
| 5~9 年 | 25.64 | 15.94 | 25.32 | 38.78 | 27.80 | 14.29 | 26.32 |
| 10~19 年 | 34.18 | 36.23 | 33.05 | 28.57 | 35.12 | 40.00 | 34.21 |
| 20~29 年 | 12.44 | 21.74 | 14.16 | 8.16 | 7.32 | 22.86 | 10.53 |
| 30 年及以上 | 4.50 | 4.35 | 7.30 | 4.08 | 1.46 | 5.71 | 3.95 |
| **学历** | | | | | | | |
| 研究生 | 0.45 | 0 | 0.43 | 0 | 0.98 | 0 | 0 |
| 大学本科 | 53.67 | 60.87 | 48.93 | 61.22 | 56.59 | 54.29 | 48.68 |
| 大专 | 32.23 | 27.54 | 31.76 | 28.57 | 35.12 | 31.43 | 32.89 |
| 其他 | 13.64 | 11.59 | 18.89 | 10.20 | 7.32 | 14.28 | 18.43 |
| **专业技术资格** | | | | | | | |
| 副高 | 1.50 | 2.90 | 1.29 | 0 | 0.98 | 5.71 | 1.32 |
| 中级 | 15.59 | 21.74 | 14.16 | 12.24 | 15.12 | 20.00 | 15.79 |
| 初级 | 45.58 | 49.27 | 49.36 | 59.18 | 39.03 | 48.57 | 38.16 |
| 其他 | 37.33 | 26.08 | 35.20 | 28.58 | 44.87 | 25.72 | 44.74 |

# 四、经 费 投 入

## （一）简要说明

本部分主要介绍全国及31个（省、自治区、直辖市）各级各类公立医院、专业公共卫生机构、基层医疗卫生机构信息化经费投入水平，包括信息化各类费用构成（含财政基本拨款经费、财政项目拨款经费、自筹经费、借贷经费、捐赠经费）等内容。

## （二）主要指标及计算

本年度信息化总费用：财政基本拨款经费 + 财政项目拨款经费 + 自筹经费 + 借贷经费 + 捐赠经费。

# （三）数据情况

## 1. 公立医院

表 4-1-1　各地区公立医院院均信息化总费用构成

单位:%

| 地区 | 信息化各类费用构成 | | | | |
| --- | --- | --- | --- | --- | --- |
| | 财政基本拨款经费 | 财政项目拨款经费 | 自筹经费 | 借贷经费 | 捐赠经费 |
| 总计 | 4.09 | 16.27 | 77.82 | 0.88 | 0.94 |
| 东部 | 3.65 | 15.30 | 80.15 | 0.42 | 0.48 |
| 中部 | 4.50 | 15.64 | 76.04 | 2.11 | 1.71 |
| 西部 | 4.48 | 18.53 | 75.37 | 0.59 | 1.03 |
| 北京 | 2.39 | 30.72 | 66.66 | 0 | 0.23 |
| 天津 | 1.26 | 13.04 | 85.70 | 0 | 0 |
| 河北 | 3.01 | 16.66 | 79.56 | 0.60 | 0.17 |
| 山西 | 10.59 | 23.05 | 65.73 | 0 | 0.63 |
| 内蒙古 | 8.59 | 21.01 | 69.31 | 0.08 | 1.01 |
| 辽宁 | 8.33 | 12.49 | 77.54 | 0.44 | 1.20 |
| 吉林 | 4.14 | 32.32 | 61.81 | 1.73 | 0 |
| 黑龙江 | 5.66 | 18.19 | 67.29 | 8.50 | 0.36 |
| 上海 | 2.10 | 13.01 | 84.55 | 0.03 | 0.31 |
| 江苏 | 2.36 | 13.00 | 82.25 | 1.14 | 1.25 |
| 浙江 | 2.75 | 7.92 | 88.81 | 0 | 0.52 |
| 安徽 | 6.02 | 7.92 | 79.60 | 1.83 | 4.63 |
| 福建 | 1.84 | 15.82 | 80.75 | 0.87 | 0.72 |
| 江西 | 6.34 | 14.21 | 77.76 | 1.01 | 0.68 |
| 山东 | 1.67 | 6.61 | 90.64 | 0.67 | 0.41 |
| 河南 | 2.20 | 12.50 | 81.58 | 3.58 | 0.14 |
| 湖北 | 2.69 | 18.49 | 76.79 | 1.39 | 0.64 |
| 湖南 | 2.70 | 9.85 | 80.53 | 0.59 | 6.33 |
| 广东 | 7.36 | 18.98 | 73.38 | 0.18 | 0.10 |
| 广西 | 1.14 | 10.03 | 88.63 | 0 | 0.20 |
| 海南 | 1.53 | 40.86 | 57.42 | 0 | 0.19 |
| 重庆 | 1.04 | 7.44 | 90.46 | 0 | 1.06 |

续表

| 地区 | 信息化各类费用构成 | | | | |
|------|-------------------|-------------------|---------|---------|---------|
| | 财政基本拨款经费 | 财政项目拨款经费 | 自筹经费 | 借贷经费 | 捐赠经费 |
| 四川 | 2.62 | 15.05 | 81.24 | 0.73 | 0.36 |
| 贵州 | 2.79 | 18.35 | 78.86 | 0 | 0 |
| 云南 | 2.06 | 17.15 | 77.46 | 0.60 | 2.73 |
| 西藏 | 26.14 | 38.92 | 34.88 | 0 | 0.06 |
| 陕西 | 3.90 | 17.26 | 76.62 | 1.11 | 1.11 |
| 甘肃 | 4.09 | 11.63 | 84.05 | 0.18 | 0.05 |
| 青海 | 9.92 | 46.53 | 43.50 | 0 | 0.05 |
| 宁夏 | 3.79 | 36.96 | 59.25 | 0 | 0 |
| 新疆 | 10.89 | 31.80 | 52.45 | 1.68 | 3.18 |

表 4-1-2　各类公立医院院均信息化总费用构成

单位:%

| 类别 | 信息化各类费用构成 | | | | |
|---|---|---|---|---|---|
| | 财政基本拨款经费 | 财政项目拨款经费 | 自筹经费 | 借贷经费 | 捐赠经费 |
| 综合医院 | 4.17 | 15.22 | 78.94 | 0.82 | 0.85 |
| 中医类医院 | 3.95 | 19.38 | 74.09 | 1.34 | 1.24 |
| 专科医院 | 3.80 | 18.45 | 76.01 | 0.68 | 1.06 |
| 　口腔医院 | 1.82 | 12.74 | 79.70 | 1.59 | 4.15 |
| 　眼科医院 | 2.90 | 4.11 | 92.99 | 0 | 0 |
| 　肿瘤医院 | 5.38 | 8.37 | 86.25 | 0 | 0 |
| 　心血管病医院 | 1.13 | 35.13 | 63.74 | 0 | 0 |
| 　妇产(科)医院 | 3.09 | 13.66 | 82.58 | 0 | 0.67 |
| 　儿童医院 | 0.16 | 13.45 | 86.07 | 0 | 0.32 |
| 　精神病医院 | 4.86 | 22.29 | 70.55 | 2.30 | 0 |
| 　传染病医院 | 3.21 | 27.81 | 62.64 | 0.18 | 6.16 |
| 　康复医院 | 11.37 | 16.26 | 71.22 | 0.26 | 0.89 |
| 护理院 | 0.03 | 10.21 | 89.76 | 0 | 0 |

表 4-1-3　各级公立医院院均信息化总费用构成

单位:%

| 类别 | 信息化各类费用构成 | | | | |
|---|---|---|---|---|---|
| | 财政基本拨款经费 | 财政项目拨款经费 | 自筹经费 | 借贷经费 | 捐赠经费 |
| 总计 | 4.09 | 16.27 | 77.82 | 0.88 | 0.94 |
| 三级 | 2.97 | 14.63 | 80.86 | 0.74 | 0.80 |
| 　三甲 | 2.48 | 15.02 | 81.05 | 0.61 | 0.84 |
| 　其他 | 4.57 | 13.32 | 80.26 | 1.17 | 0.68 |
| 二级 | 5.79 | 20.42 | 71.10 | 1.29 | 1.40 |
| 一级 | 26.67 | 20.83 | 52.37 | 0.08 | 0.05 |
| 未定级 | 13.14 | 28.68 | 55.49 | 2.05 | 0.64 |

## 2. 专业公共卫生机构

表 4-2-1 各地区专业公共卫生机构院均信息化总费用构成

单位:%

| 地区 | 信息化各类费用构成 | | | | |
|---|---|---|---|---|---|
| | 财政基本拨款经费 | 财政项目拨款经费 | 自筹经费 | 借贷经费 | 捐赠经费 |
| 总计 | 9.62 | 26.06 | 62.31 | 0.96 | 1.05 |
| 东部 | 7.00 | 28.68 | 64.07 | 0.01 | 0.24 |
| 中部 | 14.29 | 22.11 | 60.72 | 0.66 | 2.22 |
| 西部 | 9.02 | 25.64 | 60.51 | 3.63 | 1.20 |
| 北京 | 6.35 | 40.93 | 52.72 | 0 | 0 |
| 天津 | 5.20 | 48.05 | 46.75 | 0 | 0 |
| 河北 | 10.58 | 13.37 | 74.28 | 0.12 | 1.65 |
| 山西 | 22.25 | 49.49 | 28.26 | 0 | 0 |
| 内蒙古 | 15.23 | 58.85 | 25.92 | 0 | 0 |
| 辽宁 | 30.40 | 5.28 | 64.32 | 0 | 0 |
| 吉林 | 15.28 | 48.45 | 36.27 | 0 | 0 |
| 黑龙江 | 23.27 | 41.44 | 22.77 | 0 | 12.52 |
| 上海 | 4.82 | 61.25 | 33.93 | 0 | 0 |
| 江苏 | 11.96 | 19.88 | 68.15 | 0 | 0.01 |
| 浙江 | 2.99 | 19.81 | 77.20 | 0 | 0 |
| 安徽 | 33.03 | 32.66 | 29.82 | 2.88 | 1.61 |
| 福建 | 4.80 | 57.63 | 37.57 | 0 | 0 |
| 江西 | 2.34 | 6.83 | 88.71 | 0.01 | 2.11 |
| 山东 | 6.34 | 12.07 | 81.59 | 0 | 0 |
| 河南 | 11.02 | 14.23 | 73.20 | 1.01 | 0.54 |
| 湖北 | 18.05 | 20.84 | 58.49 | 0 | 2.62 |
| 湖南 | 6.88 | 14.79 | 76.15 | 1.17 | 1.01 |
| 广东 | 5.91 | 35.05 | 58.64 | 0 | 0.40 |
| 广西 | 1.91 | 25.21 | 67.34 | 0.73 | 4.81 |

| 地区 | 信息化各类费用构成 | | | | |
|------|------------|------------|--------|--------|--------|
|      | 财政基本拨款经费 | 财政项目拨款经费 | 自筹经费 | 借贷经费 | 捐赠经费 |
| 海南 | 8.29 | 43.27 | 48.44 | 0 | 0 |
| 重庆 | 5.80 | 25.51 | 65.08 | 0.05 | 3.56 |
| 四川 | 35.83 | 53.34 | 10.83 | 0 | 0 |
| 贵州 | 3.10 | 22.91 | 50.24 | 23.74 | 0.01 |
| 云南 | 2.77 | 15.44 | 81.79 | 0 | 0 |
| 西藏 | 32.15 | 9.32 | 58.53 | 0 | 0 |
| 陕西 | 27.37 | 24.03 | 47.85 | 0 | 0.75 |
| 甘肃 | 5.43 | 13.30 | 81.27 | 0 | 0 |
| 青海 | 27.14 | 63.72 | 9.14 | 0 | 0 |
| 宁夏 | 1.80 | 12.95 | 85.25 | 0 | 0 |
| 新疆 | 7.23 | 32.73 | 60.04 | 0 | 0 |

表 4-2-2　各类专业公共卫生机构院均信息化总费用构成

单位:%

| 类别 | 信息化各类费用构成 | | | | |
|------|------------|------------|--------|--------|--------|
|      | 财政基本拨款经费 | 财政项目拨款经费 | 自筹经费 | 借贷经费 | 捐赠经费 |
| 专科疾病防治院 | 7.57 | 21.09 | 69.87 | 0 | 1.47 |
| 妇幼保健院 | 4.12 | 21.76 | 71.75 | 1.12 | 1.25 |
| 　省属 | 1.11 | 43.69 | 55.20 | 0 | 0 |
| 　地级市(地区)属及以下 | 4.40 | 19.71 | 73.30 | 1.22 | 1.37 |
| 急救中心 | 25.12 | 69.30 | 5.58 | 0 | 0 |
| 血站 | 25.84 | 27.55 | 45.31 | 1.30 | 0 |
| 卫生监督所 | 58.56 | 36.33 | 5.09 | 0 | 0.02 |
| 　省属 | 11.71 | 81.48 | 6.81 | 0 | 0 |
| 　地级市(地区)属及以下 | 60.58 | 34.38 | 5.01 | 0 | 0.03 |

## 3. 基层医疗卫生机构

### 表 4-3-1 各地区基层医疗卫生机构院均信息化总费用构成

单位：%

| 地区 | 信息化各类费用构成 | | | | |
|---|---|---|---|---|---|
| | 财政基本拨款经费 | 财政项目拨款经费 | 自筹经费 | 借贷经费 | 捐赠经费 |
| 总计 | 30.14 | 12.65 | 56.71 | 0.18 | 0.32 |
| 东部 | 27.36 | 15.65 | 56.79 | 0.12 | 0.08 |
| 中部 | 26.71 | 8.66 | 64.30 | 0.17 | 0.16 |
| 西部 | 37.88 | 16.56 | 44.54 | 0.25 | 0.77 |
| 北京 | 17.28 | 15.12 | 66.08 | 0 | 1.52 |
| 天津 | 34.20 | 3.81 | 61.99 | 0 | 0 |
| 河北 | 37.20 | 11.39 | 51.37 | 0 | 0.04 |
| 山西 | 43.53 | 14.88 | 41.59 | 0 | 0 |
| 内蒙古 | 38.04 | 12.59 | 49.19 | 0 | 0.18 |
| 辽宁 | 27.86 | 6.67 | 64.79 | 0.63 | 0.05 |
| 吉林 | 43.62 | 10.15 | 46.23 | 0 | 0 |
| 黑龙江 | 47.82 | 13.06 | 38.82 | 0.27 | 0.03 |
| 上海 | 6.64 | 38.28 | 55.08 | 0 | 0 |
| 江苏 | 22.37 | 15.44 | 62.12 | 0 | 0.07 |
| 浙江 | 23.76 | 33.75 | 42.49 | 0 | 0 |
| 安徽 | 25.20 | 7.57 | 67.01 | 0.05 | 0.17 |
| 福建 | 35.02 | 21.09 | 43.78 | 0.06 | 0.05 |
| 江西 | 20.99 | 5.26 | 73.51 | 0.24 | 0 |
| 山东 | 6.91 | 7.00 | 85.90 | 0.02 | 0.17 |
| 河南 | 13.03 | 4.16 | 81.81 | 0.01 | 0.99 |
| 湖北 | 13.99 | 7.36 | 78.50 | 0.03 | 0.12 |
| 湖南 | 24.50 | 9.15 | 65.87 | 0.45 | 0.03 |
| 广东 | 31.71 | 18.52 | 49.42 | 0.26 | 0.09 |
| 广西 | 22.08 | 12.18 | 64.68 | 0.42 | 0.64 |

| 地区 | 信息化各类费用构成 | | | | |
|---|---|---|---|---|---|
| | 财政基本拨款经费 | 财政项目拨款经费 | 自筹经费 | 借贷经费 | 捐赠经费 |
| 海南 | 59.82 | 19.64 | 20.52 | 0.01 | 0.01 |
| 重庆 | 24.81 | 9.47 | 65.47 | 0.00 | 0.25 |
| 四川 | 25.93 | 14.74 | 58.73 | 0.56 | 0.04 |
| 贵州 | 38.09 | 15.87 | 45.50 | 0.51 | 0.03 |
| 云南 | 24.76 | 16.50 | 58.60 | 0.12 | 0.02 |
| 西藏 | 28.04 | 25.12 | 9.44 | 0 | 37.40 |
| 陕西 | 23.99 | 12.67 | 62.81 | 0.36 | 0.17 |
| 甘肃 | 60.60 | 23.87 | 15.39 | 0.07 | 0.07 |
| 青海 | 66.44 | 26.10 | 7.46 | 0 | 0 |
| 宁夏 | 59.08 | 35.62 | 5.30 | 0 | 0 |
| 新疆 | 64.42 | 20.33 | 15.10 | 0 | 0.15 |

表 4-3-2 各类基层医疗卫生机构信息化总费用构成

单位:%

| 类别 | 信息化各类费用构成 | | | | |
| --- | --- | --- | --- | --- | --- |
| | 财政基本拨款经费 | 财政项目拨款经费 | 自筹经费 | 借贷经费 | 捐赠经费 |
| 社区卫生服务中心 | 31.42 | 21.48 | 46.76 | 0.16 | 0.18 |
| 东部 | 22.91 | 26.33 | 50.56 | 0 | 0.20 |
| 中部 | 40.09 | 15.42 | 44.39 | 0.02 | 0.08 |
| 西部 | 39.62 | 17.75 | 41.83 | 0.57 | 0.23 |
| 北京 | 17.28 | 15.12 | 66.08 | 0 | 1.52 |
| 天津 | 46.08 | 5.23 | 48.69 | 0 | 0 |
| 河北 | 65.71 | 8.23 | 25.95 | 0.08 | 0.03 |
| 山西 | 65.48 | 8.94 | 25.52 | 0.06 | 0 |
| 内蒙古 | 51.86 | 17.49 | 30.08 | 0 | 0.57 |
| 辽宁 | 33.01 | 15.51 | 51.48 | 0 | 0 |
| 吉林 | 59.09 | 14.38 | 26.53 | 0 | 0 |
| 黑龙江 | 52.18 | 24.93 | 22.87 | 0 | 0.02 |
| 上海 | 6.64 | 38.28 | 55.08 | 0 | 0 |
| 江苏 | 30.27 | 16.21 | 53.48 | 0 | 0.04 |
| 浙江 | 17.68 | 20.53 | 61.79 | 0 | 0 |
| 安徽 | 15.65 | 19.85 | 64.44 | 0 | 0.06 |
| 福建 | 7.81 | 24.22 | 67.95 | 0 | 0.02 |
| 江西 | 42.79 | 12.62 | 44.59 | 0 | 0 |
| 山东 | 19.54 | 17.11 | 62.92 | 0.01 | 0.42 |
| 河南 | 27.58 | 8.21 | 63.84 | 0.10 | 0.27 |
| 湖北 | 24.66 | 20.63 | 54.50 | 0 | 0.21 |
| 湖南 | 37.32 | 12.57 | 50.11 | 0 | 0 |
| 广东 | 30.87 | 49.53 | 19.24 | 0 | 0.36 |
| 广西 | 22.13 | 24.29 | 53.58 | 0 | 0 |
| 海南 | 59.80 | 29.97 | 10.23 | 0 | 0 |
| 重庆 | 9.86 | 15.67 | 74.08 | 0 | 0.39 |
| 四川 | 29.51 | 18.56 | 51.56 | 0.02 | 0.35 |
| 贵州 | 46.45 | 7.43 | 42.55 | 3.57 | 0 |
| 云南 | 10.37 | 7.22 | 82.41 | 0 | 0 |
| 西藏 | 100.00 | 0 | 0 | 0 | 0 |

续表

| 类别 | 信息化各类费用构成 | | | | |
| --- | --- | --- | --- | --- | --- |
| | 财政基本拨款经费 | 财政项目拨款经费 | 自筹经费 | 借贷经费 | 捐赠经费 |
| 陕西 | 34.97 | 10.33 | 51.96 | 2.74 | 0 |
| 甘肃 | 59.65 | 21.91 | 18.44 | 0 | 0 |
| 青海 | 82.51 | 1.88 | 15.61 | 0 | 0 |
| 宁夏 | 58.22 | 34.86 | 6.92 | 0 | 0 |
| 新疆 | 51.97 | 35.50 | 12.50 | 0.02 | 0.01 |
| 卫生院 | 29.99 | 11.64 | 57.85 | 0.18 | 0.34 |
| 东部 | 28.56 | 12.77 | 58.48 | 0.15 | 0.04 |
| 中部 | 25.99 | 8.30 | 65.36 | 0.17 | 0.18 |
| 西部 | 37.70 | 16.43 | 44.83 | 0.21 | 0.83 |
| 北京 | — | — | — | — | — |
| 天津 | 2.23 | 0 | 97.77 | 0 | 0 |
| 河北 | 36.57 | 11.46 | 51.93 | 0 | 0.04 |
| 山西 | 42.45 | 15.18 | 42.37 | 0 | 0 |
| 内蒙古 | 35.52 | 11.70 | 52.66 | 0 | 0.12 |
| 辽宁 | 27.45 | 5.96 | 65.87 | 0.68 | 0.05 |
| 吉林 | 41.60 | 9.59 | 48.81 | 0 | 0 |
| 黑龙江 | 47.37 | 11.81 | 40.49 | 0.30 | 0.03 |
| 上海 | — | — | — | — | — |
| 江苏 | 18.82 | 15.09 | 65.99 | 0.01 | 0.09 |
| 浙江 | 25.85 | 38.29 | 35.86 | 0 | 0 |
| 安徽 | 25.62 | 7.03 | 67.12 | 0.05 | 0.18 |
| 福建 | 37.55 | 20.80 | 41.52 | 0.06 | 0.07 |
| 江西 | 20.30 | 5.03 | 74.43 | 0.24 | 0 |
| 山东 | 4.81 | 5.31 | 89.73 | 0.03 | 0.12 |
| 河南 | 12.28 | 3.95 | 82.74 | 0 | 1.03 |
| 湖北 | 12.99 | 6.12 | 80.74 | 0.03 | 0.12 |
| 湖南 | 24.10 | 9.05 | 66.36 | 0.47 | 0.02 |
| 广东 | 31.92 | 11.09 | 56.65 | 0.32 | 0.02 |
| 广西 | 22.08 | 11.15 | 65.63 | 0.45 | 0.69 |
| 海南 | 59.82 | 18.58 | 21.58 | 0.01 | 0.01 |
| 重庆 | 31.64 | 6.64 | 61.54 | 0 | 0.18 |
| 四川 | 25.56 | 14.36 | 59.45 | 0.61 | 0.02 |

| 类别 | 信息化各类费用构成 | | | | |
|---|---|---|---|---|---|
| | 财政基本拨款经费 | 财政项目拨款经费 | 自筹经费 | 借贷经费 | 捐赠经费 |
| 贵州 | 36.70 | 17.28 | 45.99 | 0 | 0.03 |
| 云南 | 25.47 | 16.96 | 57.42 | 0.12 | 0.03 |
| 西藏 | 28.02 | 25.13 | 9.44 | 0 | 37.41 |
| 陕西 | 22.94 | 12.90 | 63.85 | 0.13 | 0.18 |
| 甘肃 | 60.67 | 24.01 | 15.17 | 0.08 | 0.07 |
| 青海 | 64.85 | 28.50 | 6.65 | 0 | 0 |
| 宁夏 | 59.21 | 35.75 | 5.04 | 0 | 0 |
| 新疆 | 65.17 | 19.42 | 15.26 | 0 | 0.15 |

# 五、系统建设

## （一）简要说明

本部分主要介绍全国及 31 个省（自治区、直辖市）各级各类公立医院、基层医疗卫生机构、区域应用信息系统建设情况，包括临床服务类系统、护理服务类系统、医技管理类系统、医疗与药品管理类系统、运营管理类系统覆盖率等内容。

## （二）主要指标及计算

应用信息系统覆盖率（%）：建设某应用信息系统的机构数量 / 总机构数量 ×100%。

## (三) 数据情况

### 1. 公立医院

表 5-1-1　各级各类公立医院临床服务类应用信息系统覆盖率

单位：%

| 类别 | 门诊医生工作站 | 住院医生工作站 | 电子化病历管理系统 | 合理用药管理系统 | 手术麻醉管理系统 | 临床路径管理系统 | 重症监护系统 | 移动医生站 |
|---|---|---|---|---|---|---|---|---|
| 医院级别 | | | | | | | | |
| 三级医院 | 84.80 | 84.45 | 85.06 | 66.96 | 66.62 | 56.46 | 36.25 | 26.32 |
| 二级医院 | 79.97 | 79.91 | 77.19 | 46.12 | 33.79 | 42.05 | 11.65 | 7.22 |
| 一级医院 | 63.22 | 56.97 | 53.21 | 17.07 | 6.17 | 7.45 | 2.00 | 2.00 |
| 未定级 | 62.09 | 58.09 | 56.52 | 21.04 | 8.17 | 12.35 | 2.96 | 2.78 |
| 机构类别 | | | | | | | | |
| 综合医院 | 77.57 | 75.89 | 74.05 | 48.13 | 41.44 | 40.99 | 20.21 | 13.02 |
| 中医类医院 | 80.43 | 80.39 | 78.07 | 47.25 | 38.07 | 41.46 | 12.45 | 9.48 |
| 专科医院 | 76.37 | 74.52 | 73.95 | 39.93 | 23.20 | 32.03 | 10.25 | 9.61 |
| 护理院 | 45.45 | 69.70 | 42.42 | 6.06 | 0 | 6.06 | 0 | 3.03 |

表 5-1-2　各级各类公立医院护理服务类应用信息系统覆盖率

单位：%

| 类别 | 分诊管理系统 | 住院护士工作站 | 移动护理系统 | 移动输液系统 | 护理管理系统 |
|---|---|---|---|---|---|
| 医院级别 | | | | | |
| 三级医院 | 60.16 | 82.51 | 44.54 | 17.53 | 52.48 |
| 二级医院 | 34.40 | 78.61 | 13.77 | 3.99 | 41.22 |
| 一级医院 | 13.70 | 56.81 | 1.84 | 1.36 | 26.44 |
| 未定级 | 17.57 | 57.39 | 4.70 | 3.13 | 26.78 |
| 机构类别 | | | | | |
| 综合医院 | 40.21 | 74.64 | 22.32 | 8.76 | 41.69 |
| 中医类医院 | 35.02 | 78.93 | 17.12 | 5.67 | 43.52 |
| 专科医院 | 33.59 | 73.24 | 17.37 | 4.84 | 38.01 |
| 护理院 | 9.09 | 72.73 | 6.06 | 0 | 18.18 |

表 5-1-3　各级各类公立医院医技管理类应用信息系统覆盖率

单位：%

| 类别 | 临床检验系统 | 医学影像系统 | 超声/内镜管理系统 | 心电管理系统 | 病理管理系统 | 输血管理系统 | 体检管理系统 |
|---|---|---|---|---|---|---|---|
| **医院级别** | | | | | | | |
| 三级医院 | 86.71 | 86.52 | 60.54 | 53.17 | 47.98 | 59.32 | 63.33 |
| 二级医院 | 73.46 | 70.17 | 44.53 | 25.07 | 20.56 | 24.83 | 46.08 |
| 一级医院 | 30.37 | 27.00 | 15.14 | 10.34 | 4.89 | 3.13 | 17.07 |
| 未定级 | 36.35 | 34.78 | 15.65 | 10.09 | 6.61 | 5.22 | 16.17 |
| **机构类别** | | | | | | | |
| 综合医院 | 69.22 | 67.32 | 45.43 | 32.87 | 29.98 | 34.91 | 49.94 |
| 中医类医院 | 73.30 | 71.72 | 46.65 | 27.85 | 20.56 | 27.42 | 49.74 |
| 专科医院 | 62.99 | 57.72 | 30.18 | 23.06 | 14.95 | 17.94 | 19.86 |
| 护理院 | 24.24 | 21.21 | 9.09 | 3.03 | 3.03 | 0 | 0 |

表 5-1-4　各级各类公立医院医疗与药品管理类应用信息系统覆盖率

单位：%

| 类别 | 院内感染管理系统 | 医务管理系统 | 病历质控系统 | 病案管理系统 | 导诊管理系统 | 药品管理系统 | 传染病报告系统 |
|---|---|---|---|---|---|---|---|
| **医院级别** | | | | | | | |
| 三级医院 | 64.09 | 34.91 | 54.01 | 67.65 | 28.11 | 66.73 | 44.42 |
| 二级医院 | 34.47 | 24.68 | 40.77 | 58.03 | 10.29 | 61.41 | 27.88 |
| 一级医院 | 6.97 | 14.18 | 14.34 | 24.84 | 3.04 | 46.23 | 9.70 |
| 未定级 | 10.96 | 14.61 | 18.09 | 31.65 | 4.17 | 44.35 | 12.00 |
| **机构类别** | | | | | | | |
| 综合医院 | 39.28 | 25.70 | 39.26 | 53.80 | 15.13 | 59.33 | 30.84 |
| 中医类医院 | 37.42 | 26.31 | 43.00 | 58.88 | 12.23 | 62.58 | 29.14 |
| 专科医院 | 32.24 | 23.99 | 35.52 | 51.81 | 12.31 | 57.94 | 22.78 |
| 护理院 | 6.06 | 6.06 | 18.18 | 27.27 | 0 | 30.30 | 3.03 |

表 5-1-5　各级各类公立医院运营管理类应用信息系统覆盖率

单位:%

| 类别 | 门急诊挂号收费管理系统 | 住院病人入出转系统 | 住院收费系统 | 人力资源管理系统 | 财务管理系统 | 预算管理系统 | 绩效管理系统 | DRG*管理系统 | 设备材料管理系统 | 物资供应管理系统 |
|---|---|---|---|---|---|---|---|---|---|---|
| 医院级别 | | | | | | | | | | |
| 　三级医院 | 86.06 | 72.80 | 72.04 | 38.85 | 58.82 | 28.23 | 32.73 | 24.14 | 56.23 | 60.58 |
| 　二级医院 | 81.17 | 66.35 | 69.64 | 12.59 | 44.71 | 7.10 | 11.67 | 8.85 | 42.05 | 42.66 |
| 　一级医院 | 70.99 | 43.99 | 48.24 | 6.17 | 30.21 | 3.45 | 3.45 | 3.13 | 16.75 | 14.50 |
| 　未定级 | 69.39 | 44.00 | 47.83 | 6.09 | 31.48 | 4.17 | 4.52 | 5.91 | 20.00 | 18.61 |
| 机构类别 | | | | | | | | | | |
| 　综合医院 | 80.38 | 62.92 | 64.87 | 20.68 | 46.36 | 13.49 | 17.42 | 13.84 | 42.03 | 43.12 |
| 　中医类医院 | 82.02 | 67.94 | 70.77 | 15.32 | 47.34 | 10.94 | 15.11 | 9.70 | 43.26 | 43.82 |
| 　专科医院 | 78.86 | 60.71 | 63.84 | 16.65 | 42.35 | 10.39 | 12.38 | 9.89 | 35.73 | 38.22 |
| 　护理院 | 51.52 | 51.52 | 45.45 | 3.03 | 21.21 | 0 | 0 | 3.03 | 12.12 | 9.09 |

注:*DRG:diagnosis related groups,疾病诊断相关分组。

## 2. 基层医疗卫生机构

**表 5-2-1 各类基层医疗卫生机构临床服务类应用信息系统覆盖率**

单位:%

| 机构类别 | 系统分类 | | | | | | | | | | | | | | |
| --- | --- | --- | --- | --- | --- | --- | --- | --- | --- | --- | --- | --- | --- | --- | --- |
| | 临床服务类 | | | | 护理服务类 | | 医技管理类 | | | | | 医疗与药品管理类 | 运营管理类 | | |
| | 门诊医生工作站 | 住院医生工作站 | 电子化病历管理系统 | 合理用药管理系统 | 住院护士工作站 | 护理管理系统 | 临床检验系统 | 医学影像系统 | 超声/内镜管理系统 | 心电管理系统 | 体检管理系统 | 药品管理系统 | 门急诊挂号收费管理系统 | 住院病人入出转管理系统 | 财务管理系统 |
| 社区卫生服务中心 | 64.76 | 37.38 | 42.33 | 20.35 | 36.23 | 17.66 | 31.26 | 27.50 | 15.36 | 13.26 | 19.82 | 37.60 | 71.15 | 27.52 | 25.57 |
| 卫生院 | 60.16 | 54.52 | 47.32 | 17.51 | 52.31 | 24.09 | 24.45 | 23.57 | 11.86 | 10.84 | 11.37 | 32.52 | 69.20 | 38.56 | 28.38 |

## 3. 各级区域

**表 5-3-1 各级区域应用信息系统覆盖率**

单位:%

| 行政层级 | 健康门户 | 预约诊疗服务系统 | 远程医疗服务系统 | 区域医学影像诊断系统 | 区域心电诊断系统 | 区域双向转诊系统 | 免疫规划管理系统 | 慢性病管理系统 | 区域健康体检管理系统 | 区域电子健康档案管理系统 | 区域一站式结算系统 | 区域家庭医生签约管理系统 | 区域电子病历共享系统 | 区域血液管理平台 | 药品供应采购管理系统 | 突发公共卫生事件应急响应处置管理系统 | 医疗机构绩效管理信息系统 | 基层卫生机构服务与管理信息系统 | 村卫生室信息系统 |
| --- | --- | --- | --- | --- | --- | --- | --- | --- | --- | --- | --- | --- | --- | --- | --- | --- | --- | --- | --- |
| 省级 | 86.11 | 94.44 | 30.56 | 5.56 | 5.56 | 16.67 | 30.56 | 11.11 | 11.11 | 33.33 | 11.11 | 8.33 | 13.89 | 25.00 | 2.78 | 25.00 | 22.22 | 55.56 | 16.67 |
| 地市级 | 68.16 | 78.77 | 23.46 | 21.79 | 16.76 | 20.11 | 7.82 | 16.20 | 12.85 | 37.43 | 7.26 | 18.99 | 20.11 | 6.15 | 2.79 | 11.17 | 10.06 | 34.64 | 11.73 |
| 县级 | 65.17 | 56.73 | 16.52 | 20.65 | 14.54 | 12.57 | 4.85 | 16.88 | 17.77 | 26.57 | 10.59 | 19.39 | 13.64 | 1.26 | 4.49 | 5.75 | 9.16 | 42.55 | 19.21 |

# 六、功 能 实 现

## （一）简要说明

本部分主要介绍全国及 31 个省（自治区、直辖市）各级各类公立医院、基层医疗卫生机构、各级区域应用信息系统建设情况。公立医院主要包括惠民服务功能、医疗业务功能、医疗质量功能、运营管理功能、医疗协同功能、数据应用功能、移动医疗功能、基础支撑功能开通率等内容。基层医疗卫生机构主要包括惠民服务功能、医疗业务功能、医疗质量功能、运营管理功能、医疗协同功能、数据应用功能开通率等内容。区域应用信息系统主要包括惠民服务功能、业务协同功能、业务监管功能、基础支撑功能开通率等内容。

## （二）主要指标及计算

信息化功能点开通率（%）：开通某功能点的机构数量 / 总机构数量 ×100%。

# （三）数据情况

## 1. 公立医院

表 6-1-1　各级各类公立医院系统业务功能覆盖率

单位：%

| 类别 | 惠民服务 | 医疗业务 | 医疗质量 | 运营管理 | 医疗协同 | 数据应用 | 移动医疗 | 基础支撑 |
|---|---|---|---|---|---|---|---|---|
| 机构类别 | | | | | | | | |
| 综合医院 | 33.30 | 94.60 | 49.01 | 46.32 | 29.69 | 36.08 | 18.42 | 39.03 |
| 中医类医院 | 32.58 | 95.36 | 49.36 | 44.85 | 27.25 | 37.30 | 14.33 | 38.88 |
| 专科医院 | 28.04 | 94.23 | 43.56 | 44.98 | 23.91 | 33.45 | 14.73 | 36.80 |
| 护理院 | 6.06 | 93.94 | 9.09 | 27.27 | 9.09 | 21.21 | 3.03 | 18.18 |
| 医院级别 | | | | | | | | |
| 三级 | 51.80 | 97.33 | 68.72 | 69.60 | 43.24 | 49.54 | 35.29 | 55.39 |
| 二级 | 28.69 | 94.37 | 47.09 | 42.05 | 26.31 | 34.26 | 11.81 | 37.03 |
| 一级 | 12.66 | 92.71 | 20.03 | 19.31 | 11.06 | 20.19 | 3.21 | 16.99 |
| 未定级 | 16.00 | 90.43 | 24.35 | 25.22 | 12.17 | 22.43 | 4.70 | 22.26 |

表 6-1-2　各级各类公立医院系统惠民服务功能点开通率

单位：%

| 惠民服务 | 合计 | 医院级别 | | | | 机构类别 | | | |
|---|---|---|---|---|---|---|---|---|---|
| | | 三级医院 | 二级医院 | 一级医院 | 未定级 | 综合医院 | 中医类医院 | 专科医院 | 护理院 |
| 互联网服务 | 21.60 | 37.74 | 17.73 | 7.77 | 11.30 | 23.32 | 19.48 | 18.72 | 3.03 |
| 预约服务 | 33.97 | 54.16 | 33.02 | 5.21 | 12.52 | 33.93 | 35.49 | 32.38 | 0 |
| 自助服务 | 30.79 | 48.97 | 30.17 | 4.49 | 10.43 | 31.59 | 31.67 | 26.90 | 0 |
| 排队叫号 | 30.78 | 51.11 | 28.63 | 6.01 | 10.43 | 31.46 | 30.90 | 28.61 | 0 |
| 便民结算 | 29.35 | 42.63 | 28.73 | 10.58 | 14.96 | 29.39 | 31.07 | 26.98 | 3.03 |
| 智能导航 | 8.62 | 18.26 | 6.14 | 1.12 | 2.26 | 9.30 | 7.77 | 7.54 | 0 |
| 信息推送 | 18.44 | 32.51 | 16.21 | 4.09 | 4.70 | 19.44 | 17.60 | 16.30 | 0 |
| 患者定位 | 3.91 | 7.87 | 2.83 | 0.80 | 1.91 | 4.08 | 3.35 | 4.27 | 0 |
| 陪护服务 | 3.25 | 5.50 | 2.72 | 1.20 | 1.91 | 3.40 | 3.00 | 3.13 | 0 |
| 满意度评价 | 14.83 | 24.41 | 13.95 | 2.80 | 4.87 | 15.33 | 15.62 | 11.89 | 0 |
| 信息公开服务 | 15.18 | 25.32 | 13.89 | 3.53 | 5.39 | 15.69 | 15.28 | 13.31 | 3.03 |

表 6-1-3 各级各类公立医院系统医疗业务功能点开通率

单位：%

| 医疗业务 | 合计 | 医院级别 | | | | 机构类别 | | | |
|---|---|---|---|---|---|---|---|---|---|
| | | 三级医院 | 二级医院 | 一级医院 | 未定级 | 综合医院 | 中医类医院 | 专科医院 | 护理院 |
| 患者基本信息管理 | 64.95 | 70.21 | 67.81 | 47.76 | 53.91 | 63.80 | 67.64 | 65.62 | 42.42 |
| 院前急救 | 14.35 | 18.41 | 14.42 | 8.25 | 8.52 | 16.53 | 13.13 | 7.90 | 6.06 |
| 门诊分诊 | 39.93 | 53.97 | 38.27 | 23.48 | 25.91 | 41.35 | 37.60 | 38.86 | 9.09 |
| 急诊分级分诊 | 21.74 | 35.29 | 18.95 | 8.97 | 11.65 | 24.31 | 19.18 | 16.09 | 9.09 |
| 门、急诊电子病历 | 63.92 | 76.59 | 64.23 | 44.07 | 46.61 | 63.23 | 65.88 | 64.27 | 27.27 |
| 门、急诊处方和处置管理 | 56.56 | 66.23 | 55.94 | 43.67 | 45.74 | 55.96 | 57.94 | 56.94 | 42.42 |
| 急诊留观 | 25.32 | 34.87 | 24.87 | 12.10 | 14.43 | 27.90 | 26.31 | 13.81 | 9.09 |
| 申请单管理 | 41.82 | 51.57 | 44.00 | 21.15 | 23.65 | 41.80 | 44.72 | 37.65 | 18.18 |
| 住院病历书写 | 74.54 | 82.81 | 77.61 | 53.45 | 56.35 | 72.90 | 78.45 | 74.80 | 63.64 |
| 住院医嘱管理 | 71.38 | 79.14 | 74.05 | 52.24 | 54.61 | 69.74 | 75.41 | 71.25 | 69.70 |
| 护理记录 | 67.73 | 75.02 | 70.41 | 49.12 | 52.00 | 66.30 | 71.72 | 67.05 | 57.58 |
| 输液管理 | 42.19 | 46.98 | 43.29 | 31.81 | 33.57 | 42.87 | 44.89 | 35.52 | 21.21 |
| 非药品医嘱执行 | 42.24 | 52.75 | 43.76 | 22.44 | 24.35 | 41.26 | 46.74 | 38.93 | 30.30 |
| 临床路径 | 46.28 | 63.64 | 48.15 | 15.14 | 18.78 | 47.08 | 48.37 | 40.36 | 15.15 |
| 临床辅助决策 | 17.78 | 29.37 | 15.29 | 7.37 | 8.87 | 18.94 | 16.91 | 14.80 | 9.09 |
| 静脉药物配制中心 | 13.64 | 23.49 | 10.57 | 7.21 | 9.04 | 15.52 | 11.24 | 10.18 | 12.12 |
| 药品医嘱执行 | 52.61 | 60.43 | 54.60 | 36.14 | 35.83 | 51.67 | 54.76 | 52.95 | 45.45 |
| 合理用药 | 47.14 | 66.23 | 46.46 | 20.67 | 23.48 | 48.52 | 48.03 | 41.00 | 12.12 |
| 药事服务 | 24.38 | 36.82 | 21.74 | 12.50 | 16.17 | 25.29 | 24.42 | 21.00 | 12.12 |
| 医学影像信息管理 | 64.22 | 83.69 | 67.10 | 26.04 | 33.74 | 64.46 | 69.27 | 55.80 | 24.24 |
| 临床检验信息管理 | 65.18 | 82.24 | 69.03 | 27.56 | 36.17 | 64.62 | 69.83 | 60.71 | 21.21 |
| 病理管理 | 26.82 | 47.78 | 22.43 | 7.05 | 11.83 | 30.44 | 23.13 | 18.93 | 9.09 |
| 生物标本库管理 | 11.89 | 19.52 | 10.39 | 4.41 | 6.26 | 12.70 | 11.50 | 9.40 | 9.09 |
| 手术信息管理 | 39.02 | 61.42 | 37.21 | 11.06 | 13.22 | 41.10 | 42.23 | 26.12 | 9.09 |

续表

| 医疗业务 | 合计 | 医院级别 | | | | 机构类别 | | | |
|---|---|---|---|---|---|---|---|---|---|
| | | 三级医院 | 二级医院 | 一级医院 | 未定级 | 综合医院 | 中医类医院 | 专科医院 | 护理院 |
| 麻醉信息管理 | 36.26 | 60.85 | 32.82 | 9.62 | 11.65 | 38.63 | 37.94 | 24.70 | 9.09 |
| 输血信息管理 | 31.32 | 57.60 | 26.41 | 6.01 | 8.52 | 35.34 | 29.40 | 19.07 | 6.06 |
| 电生理信息管理 | 17.17 | 36.90 | 11.14 | 4.41 | 6.61 | 19.53 | 13.52 | 14.09 | 6.06 |
| 透析治疗信息管理 | 11.94 | 20.70 | 10.13 | 3.77 | 5.22 | 14.38 | 10.34 | 4.98 | 6.06 |
| 放疗信息管理 | 4.75 | 7.22 | 3.99 | 2.96 | 4.00 | 5.08 | 4.08 | 4.56 | 6.06 |
| 化疗信息管理 | 4.54 | 6.23 | 4.03 | 3.04 | 4.52 | 4.90 | 4.08 | 3.84 | 6.06 |
| 康复信息管理 | 9.49 | 13.22 | 8.54 | 6.09 | 8.00 | 9.32 | 10.39 | 8.54 | 15.15 |
| 放射介入信息管理 | 8.49 | 14.36 | 6.99 | 3.77 | 4.87 | 9.66 | 7.00 | 6.41 | 6.06 |
| 高压氧信息管理 | 5.10 | 6.95 | 4.70 | 3.21 | 4.17 | 5.71 | 4.64 | 3.42 | 6.06 |
| 供应室管理 | 17.26 | 28.57 | 15.31 | 6.01 | 6.78 | 18.87 | 16.27 | 12.74 | 6.06 |
| 随访服务管理 | 12.22 | 20.55 | 8.97 | 9.62 | 7.83 | 13.59 | 9.48 | 11.39 | 9.09 |
| 体检信息管理 | 41.82 | 60.77 | 40.65 | 18.11 | 17.04 | 46.18 | 43.56 | 22.42 | 6.06 |

表 6-1-4　各级各类公立医院系统医疗质量功能点开通率

单位:%

| 医疗质量 | 合计 | 医院级别 | | | | 机构类别 | | | |
|---|---|---|---|---|---|---|---|---|---|
| | | 三级医院 | 二级医院 | 一级医院 | 未定级 | 综合医院 | 中医类医院 | 专科医院 | 护理院 |
| 人员权限管理 | 47.23 | 52.14 | 51.44 | 28.77 | 28.87 | 45.45 | 51.16 | 48.47 | 18.18 |
| 电子病历质量监控管理 | 43.02 | 58.02 | 43.96 | 18.11 | 20.70 | 42.62 | 45.54 | 41.21 | 9.09 |
| 手术分级管理 | 20.53 | 31.17 | 20.35 | 5.05 | 7.13 | 22.05 | 21.93 | 12.60 | 0 |
| 危急值管理 | 26.76 | 39.53 | 27.02 | 7.61 | 7.83 | 27.71 | 27.47 | 22.35 | 3.03 |
| 临床路径与单病种管理 | 28.48 | 40.53 | 29.99 | 6.57 | 8.17 | 29.51 | 29.66 | 23.06 | 0 |
| 院内感染管理 | 36.13 | 60.77 | 33.02 | 8.41 | 10.61 | 38.04 | 35.36 | 30.53 | 3.03 |
| 抗菌药物管理 | 29.20 | 39.46 | 30.32 | 11.14 | 12.17 | 29.40 | 30.99 | 26.12 | 0 |
| 处方点评 | 24.35 | 34.30 | 25.03 | 8.01 | 8.70 | 24.31 | 26.57 | 21.42 | 0 |
| 医疗安全(不良)事件上报 | 22.46 | 34.49 | 21.84 | 6.89 | 6.78 | 24.06 | 20.21 | 20.36 | 0 |
| 传染病信息上报 | 29.09 | 42.86 | 28.32 | 10.58 | 13.22 | 30.23 | 30.04 | 23.70 | 0 |
| 食源性疾病信息上报 | 14.48 | 20.32 | 15.05 | 4.25 | 5.22 | 15.60 | 16.61 | 6.83 | 0 |
| 护理质量管理 | 19.85 | 31.67 | 17.71 | 8.65 | 8.70 | 20.19 | 20.17 | 18.36 | 3.03 |
| 卫生应急管理 | 5.47 | 7.33 | 5.12 | 3.85 | 3.48 | 5.78 | 5.62 | 4.13 | 0 |

表 6-1-5　各级各类公立医院系统运营管理功能点开通率

单位:%

| 运营管理 | 合计 | 医院级别 | | | | 机构类别 | | | |
|---|---|---|---|---|---|---|---|---|---|
| | | 三级医院 | 二级医院 | 一级医院 | 未定级 | 综合医院 | 中医类医院 | 专科医院 | 护理院 |
| 挂号服务 | 58.55 | 65.28 | 61.98 | 38.38 | 42.43 | 56.82 | 62.70 | 59.36 | 24.24 |
| 实名建档 | 45.54 | 55.81 | 48.27 | 22.12 | 26.26 | 44.07 | 50.43 | 44.06 | 12.12 |
| 业务结算与收费 | 58.61 | 66.27 | 60.02 | 44.23 | 42.78 | 57.22 | 61.59 | 59.79 | 33.33 |
| 住院患者入、出、转 | 57.86 | 64.90 | 60.23 | 42.63 | 38.61 | 56.43 | 61.42 | 58.15 | 36.36 |
| 病区(房)床位管理 | 48.55 | 53.13 | 52.24 | 33.33 | 29.22 | 47.09 | 53.09 | 47.26 | 30.30 |
| 财务管理 | 47.15 | 59.32 | 46.81 | 30.61 | 30.61 | 47.04 | 48.80 | 45.62 | 15.15 |
| 预算管理 | 18.53 | 34.57 | 13.91 | 7.53 | 8.87 | 19.25 | 17.73 | 17.37 | 3.03 |
| 成本核算 | 19.37 | 32.93 | 16.27 | 8.41 | 8.00 | 20.32 | 18.50 | 17.51 | 0 |
| 绩效考核 | 19.21 | 35.10 | 15.47 | 6.41 | 6.61 | 20.39 | 19.01 | 15.30 | 0 |
| 基本药物监管 | 27.96 | 34.38 | 28.95 | 16.19 | 15.83 | 27.81 | 29.31 | 26.83 | 6.06 |
| 药品物流管理 | 20.15 | 27.88 | 19.01 | 12.34 | 11.65 | 20.94 | 20.21 | 17.30 | 3.03 |
| 发药管理 | 46.21 | 52.60 | 47.50 | 34.38 | 31.83 | 44.73 | 50.00 | 46.05 | 36.36 |
| 临床试剂管理 | 12.66 | 18.37 | 12.14 | 5.69 | 6.26 | 13.31 | 12.79 | 10.11 | 3.03 |
| 高值耗材管理 | 27.34 | 42.32 | 26.43 | 7.61 | 9.74 | 28.08 | 30.00 | 20.50 | 6.06 |
| 物资管理 | 40.21 | 57.03 | 40.34 | 14.90 | 17.39 | 40.05 | 42.23 | 38.22 | 9.09 |
| 固定资产管理 | 27.39 | 42.55 | 26.09 | 8.41 | 10.61 | 27.85 | 27.94 | 25.05 | 9.09 |
| 医疗设备管理 | 22.72 | 34.99 | 21.66 | 8.01 | 7.83 | 23.79 | 22.88 | 18.72 | 0 |
| 医疗废弃物管理 | 7.08 | 9.85 | 6.38 | 5.13 | 4.70 | 6.92 | 7.38 | 7.40 | 0 |
| 人力资源管理 | 17.81 | 37.89 | 11.75 | 5.37 | 5.22 | 19.69 | 14.08 | 16.94 | 0 |

表 6-1-6　各级各类公立医院系统医疗协同功能点开通率

单位：%

| 医疗协同 | 合计 | 医院级别 | | | | 机构类别 | | | |
|---|---|---|---|---|---|---|---|---|---|
| | | 三级医院 | 二级医院 | 一级医院 | 未定级 | 综合医院 | 中医类医院 | 专科医院 | 护理院 |
| 多学科协作诊疗 | 6.84 | 12.30 | 5.73 | 2.00 | 1.91 | 7.99 | 5.24 | 4.98 | 3.03 |
| 电子病历和健康档案调阅 | 23.36 | 29.95 | 23.75 | 12.98 | 12.52 | 23.56 | 24.03 | 21.78 | 9.09 |
| 远程会诊 | 14.80 | 18.95 | 16.06 | 5.53 | 5.22 | 15.56 | 16.22 | 9.75 | 0 |
| 远程影像诊断 | 12.54 | 15.55 | 13.56 | 5.93 | 4.52 | 14.29 | 12.23 | 6.41 | 0 |
| 分级诊疗 | 7.96 | 10.28 | 8.26 | 3.85 | 3.83 | 8.71 | 7.85 | 5.34 | 0 |
| 双向转诊 | 10.29 | 11.99 | 10.96 | 5.93 | 6.26 | 10.70 | 11.20 | 7.40 | 0 |
| 区域影像共享 | 10.62 | 12.26 | 12.02 | 4.33 | 4.87 | 11.32 | 10.73 | 7.90 | 0 |
| 区域病理共享 | 4.48 | 6.15 | 4.37 | 2.32 | 2.43 | 5.04 | 4.21 | 2.78 | 0 |
| 区域检验共享 | 7.86 | 9.51 | 8.42 | 3.85 | 4.35 | 8.23 | 8.33 | 5.84 | 0 |

表 6-1-7　各级各类公立医院系统数据应用功能点开通率

单位：%

| 数据应用 | 合计 | 医院级别 | | | | 机构类别 | | | |
|---|---|---|---|---|---|---|---|---|---|
| | | 三级医院 | 二级医院 | 一级医院 | 未定级 | 综合医院 | 中医类医院 | 专科医院 | 护理院 |
| 医院数据报送 | 27.53 | 34.64 | 28.55 | 13.86 | 16.17 | 27.63 | 28.93 | 25.27 | 9.09 |
| 医疗质量监控 | 20.40 | 31.67 | 19.24 | 6.97 | 8.17 | 21.52 | 19.74 | 17.15 | 15.15 |
| 医院信息综合查询 | 30.10 | 36.36 | 32.15 | 15.22 | 16.35 | 29.55 | 33.05 | 27.97 | 6.06 |
| 医保监控 | 15.35 | 20.40 | 14.44 | 10.90 | 9.91 | 15.88 | 14.94 | 14.16 | 6.06 |
| 临床科研数据管理 | 6.07 | 13.90 | 3.42 | 2.24 | 1.39 | 6.56 | 5.24 | 5.55 | 3.03 |
| 医院运营决策管理 | 12.96 | 25.63 | 9.62 | 3.37 | 4.70 | 13.97 | 11.20 | 12.10 | 3.03 |

表 6-1-8　各级各类公立医院系统移动医疗功能点开通率

单位:%

| 移动医疗 | 合计 | 医院级别 | | | | 机构类别 | | | |
|---|---|---|---|---|---|---|---|---|---|
| | | 三级医院 | 二级医院 | 一级医院 | 未定级 | 综合医院 | 中医类医院 | 专科医院 | 护理院 |
| 移动终端管理 | 5.68 | 12.18 | 3.92 | 0.88 | 1.57 | 6.51 | 4.46 | 4.56 | 0 |
| 移动输液 | 7.40 | 17.88 | 4.11 | 1.04 | 1.74 | 8.48 | 5.79 | 5.98 | 0 |
| 移动药师 | 1.38 | 2.94 | 0.81 | 0.72 | 0.52 | 1.45 | 1.24 | 1.35 | 0 |
| 移动术前访视 | 1.54 | 3.40 | 0.87 | 0.72 | 0.52 | 1.73 | 1.33 | 1.14 | 0 |
| 移动物流 | 1.18 | 2.44 | 0.69 | 0.72 | 0.52 | 1.31 | 0.90 | 1.14 | 0 |
| 移动查房 | 8.01 | 18.87 | 4.76 | 1.20 | 1.22 | 8.73 | 6.57 | 7.76 | 0 |
| 移动医生 | 8.88 | 20.05 | 5.61 | 1.68 | 1.57 | 9.50 | 7.77 | 8.40 | 3.03 |
| 移动护理 | 16.24 | 36.78 | 10.53 | 1.76 | 2.96 | 17.89 | 12.92 | 15.52 | 3.03 |

表 6-1-9　各级各类公立医院系统基础支撑功能点开通率

单位:%

| 基础支撑 | 合计 | 医院级别 | | | | 机构类别 | | | |
|---|---|---|---|---|---|---|---|---|---|
| | | 三级医院 | 二级医院 | 一级医院 | 未定级 | 综合医院 | 中医类医院 | 专科医院 | 护理院 |
| 数据交换 | 23.59 | 34.03 | 23.22 | 8.33 | 12.35 | 23.23 | 25.11 | 22.85 | 9.09 |
| 数据存储 | 29.81 | 36.17 | 31.98 | 13.22 | 18.26 | 28.80 | 32.62 | 29.61 | 12.12 |
| 数据质量 | 17.34 | 26.36 | 16.65 | 4.89 | 9.22 | 17.51 | 17.30 | 17.01 | 6.06 |
| 医院信息平台服务 | 24.09 | 38.96 | 20.54 | 11.86 | 13.39 | 24.95 | 22.58 | 23.63 | 6.06 |
| 全院业务协同 | 17.46 | 28.53 | 15.78 | 5.21 | 8.00 | 17.74 | 17.04 | 17.30 | 6.06 |
| 平台配置及服务监控 | 10.41 | 21.24 | 7.12 | 3.53 | 4.17 | 11.34 | 8.76 | 9.61 | 3.03 |
| 医院门户 | 10.03 | 19.37 | 7.54 | 2.80 | 4.52 | 10.25 | 9.53 | 10.25 | 0 |
| 单点登录 | 12.26 | 21.01 | 10.53 | 3.77 | 5.57 | 11.82 | 12.96 | 13.02 | 3.03 |

## 2. 基层医疗卫生机构

表 6-2-1　各类基层医疗卫生机构系统业务功能覆盖率

单位:%

| 类别 | 惠民服务 | 医疗业务 | 医疗质量 | 运营管理 | 医疗协同 | 数据应用 |
|---|---|---|---|---|---|---|
| 基层医疗卫生机构 | 20.41 | 91.23 | 21.86 | 20.14 | 16.88 | 24.64 |
| 社区卫生服务中心 | 25.38 | 90.06 | 22.05 | 23.59 | 18.89 | 24.84 |
| 卫生院 | 19.14 | 91.53 | 21.81 | 19.25 | 16.36 | 24.59 |

表 6-2-2　各类基层医疗卫生机构系统惠民服务功能点开通率

单位:%

| 惠民服务 | 合计 | 机构类别 | |
|---|---|---|---|
| | | 社区卫生服务中心 | 卫生院 |
| 互联网服务 | 11.55 | 12.18 | 11.39 |
| 预约服务 | 6.62 | 15.41 | 4.37 |
| 自助服务 | 5.75 | 13.87 | 3.68 |
| 排队叫号 | 7.80 | 17.63 | 5.28 |
| 便民结算 | 13.71 | 17.08 | 12.84 |

表 6-2-3　各类基层医疗卫生机构系统医疗业务功能点开通率

单位:%

| 医疗业务 | 合计 | 机构类别 | |
|---|---|---|---|
| | | 社区卫生服务中心 | 卫生院 |
| 患者基本信息管理 | 47.34 | 49.64 | 46.75 |
| 门诊分诊 | 26.17 | 29.71 | 25.27 |
| 门诊电子病历 | 45.24 | 50.63 | 43.86 |
| 门诊处方和处置管理 | 43.64 | 47.28 | 42.71 |
| 申请单管理 | 19.03 | 21.83 | 18.31 |
| 住院病历书写 | 45.35 | 33.55 | 48.36 |
| 住院医嘱管理 | 44.60 | 33.48 | 47.45 |
| 护理记录 | 43.23 | 33.55 | 45.71 |
| 输液管理 | 30.53 | 27.28 | 31.37 |
| 非药品医嘱执行 | 19.15 | 19.37 | 19.09 |
| 药品医嘱执行 | 28.92 | 28.37 | 29.06 |
| 合理用药 | 21.11 | 23.47 | 20.51 |
| 药事服务 | 15.39 | 16.11 | 15.21 |
| 临床检验信息管理 | 24.04 | 29.33 | 22.68 |
| 医学影像信息管理 | 23.05 | 27.18 | 22.00 |
| 体检信息管理 | 19.63 | 27.78 | 17.54 |

表 6-2-4　各类基层医疗卫生机构系统医疗质量功能点开通率

单位：%

| 医疗质量 | 合计 | 机构类别 | |
| --- | --- | --- | --- |
| | | 社区卫生服务中心 | 卫生院 |
| 电子病历质量监控管理 | 11.06 | 12.32 | 10.74 |
| 处方点评 | 7.41 | 10.44 | 6.64 |
| 传染病信息上报 | 8.99 | 11.45 | 8.36 |

表 6-2-5　各类基层医疗卫生机构系统运营管理功能点开通率

单位：%

| 运营管理 | 合计 | 机构类别 | |
| --- | --- | --- | --- |
| | | 社区卫生服务中心 | 卫生院 |
| 挂号服务 | 23.18 | 34.95 | 20.17 |
| 实名建档 | 17.89 | 26.97 | 15.56 |
| 业务结算与收费 | 31.52 | 36.25 | 30.31 |
| 住院患者入、出、转 | 24.95 | 23.25 | 25.39 |
| 病区（房）床位管理 | 18.15 | 18.31 | 18.10 |
| 财务管理 | 24.61 | 24.77 | 24.57 |
| 预算管理 | 6.26 | 6.32 | 6.24 |
| 成本核算 | 5.25 | 5.98 | 5.07 |
| 绩效考核 | 6.34 | 9.10 | 5.64 |
| 基本药物监管 | 11.72 | 16.13 | 10.59 |
| 药品物流管理 | 7.41 | 9.31 | 6.92 |
| 发药管理 | 20.80 | 27.08 | 19.20 |
| 物资管理 | 8.04 | 11.02 | 7.28 |
| 固定资产管理 | 5.41 | 6.17 | 5.22 |
| 人力资源管理 | 4.22 | 4.51 | 4.14 |

表 6-2-6 各类基层医疗卫生机构系统医疗协同功能点开通率

单位:%

| 医疗协同 | 合计 | 机构类别 | |
| --- | --- | --- | --- |
| | | 社区卫生服务中心 | 卫生院 |
| 多学科协作诊疗 | 1.33 | 2.17 | 1.11 |
| 电子病历和健康档案调阅 | 9.92 | 13.82 | 8.92 |
| 远程会诊 | 8.11 | 8.32 | 8.06 |
| 远程影像诊断 | 7.61 | 9.38 | 7.16 |
| 分级诊疗 | 5.75 | 8.78 | 4.97 |
| 双向转诊 | 9.11 | 14.69 | 7.68 |
| 区域影像共享 | 5.39 | 8.63 | 4.57 |
| 区域病理共享 | 1.87 | 3.09 | 1.55 |
| 区域检验共享 | 4.22 | 6.97 | 3.52 |

表 6-2-7 各类基层医疗卫生机构系统数据应用功能点开通率

单位:%

| 数据应用 | 合计 | 机构类别 | |
| --- | --- | --- | --- |
| | | 社区卫生服务中心 | 卫生院 |
| 医院信息综合查询 | 10.70 | 12.33 | 10.28 |

## 3. 各级区域

表 6-3-1 各级区域系统业务功能覆盖率

单位:%

| 行政层级 | 惠民服务 | 业务协同 | 业务监管 | 基础支撑 |
| --- | --- | --- | --- | --- |
| 区域 | 52.59 | 54.40 | 48.83 | 62.56 |
| 省级 | 83.33 | 69.44 | 77.78 | 80.56 |
| 地市级 | 73.74 | 66.48 | 62.01 | 77.65 |
| 县级 | 43.81 | 49.55 | 42.73 | 56.55 |

表 6-3-2　各级区域系统惠民服务功能点开通率

单位：%

| 惠民服务 | 合计 | 行政层级 | | |
|---|---|---|---|---|
| | | 省级 | 地市级 | 县级 |
| 预约挂号 | 23.70 | 41.67 | 43.02 | 16.34 |
| 智能导诊 | 12.05 | 16.67 | 23.46 | 8.08 |
| 双向转诊 | 20.21 | 33.33 | 31.28 | 15.80 |
| 统一支付服务 | 16.19 | 16.67 | 22.35 | 14.18 |
| 检验检查报告查询 | 24.48 | 36.11 | 37.43 | 19.57 |
| 出院患者随访服务 | 7.25 | 5.56 | 11.17 | 6.10 |
| 出院患者膳食指南 | 3.37 | 2.78 | 6.70 | 2.33 |
| 家庭医生签约服务 | 22.93 | 13.89 | 26.26 | 22.44 |
| 中医治未病服务 | 4.92 | 2.78 | 6.70 | 4.49 |
| 健康档案查询 | 33.29 | 41.67 | 43.58 | 29.44 |
| 健康评估 | 15.67 | 11.11 | 20.11 | 14.54 |
| 慢性病管理 | 24.61 | 22.22 | 30.17 | 22.98 |
| 精神疾病管理 | 12.69 | 13.89 | 14.53 | 12.03 |
| 接种免疫服务 | 9.72 | 30.56 | 11.17 | 7.90 |
| 医养服务 | 5.44 | 8.33 | 8.38 | 4.31 |
| 用药服务 | 9.97 | 25.00 | 12.29 | 8.26 |
| 健康教育 | 16.84 | 25.00 | 22.35 | 14.54 |
| 新农合结算服务 | 8.42 | 13.89 | 6.15 | 8.80 |
| 生育登记网上办理 | 4.02 | 22.22 | 6.70 | 1.97 |
| 计划生育药具网上配送 | 1.68 | 2.78 | 3.35 | 1.08 |
| 计划生育服务和指导 | 3.50 | 13.89 | 6.70 | 1.80 |
| 医疗信息分级公开 | 4.02 | 0 | 8.94 | 2.69 |
| 贫困人口健康信息服务 | 5.57 | 19.44 | 6.15 | 4.49 |

表 6-3-3　各级区域系统业务协同功能点开通率

单位:%

| 业务协同 | 合计 | 行政层级 | | |
|---|---|---|---|---|
| | | 省级 | 地市级 | 县级 |
| 疾病监测业务协同 | 7.38 | 11.11 | 17.32 | 3.95 |
| 疾病管理业务协同 | 8.03 | 16.67 | 13.97 | 5.57 |
| 突发公共卫生事件应急指挥协同 | 7.12 | 22.22 | 13.41 | 4.13 |
| 妇幼健康业务协同 | 11.66 | 41.67 | 22.91 | 6.10 |
| 卫生计生监督应用协同 | 5.31 | 11.11 | 9.50 | 3.59 |
| 血液安全管理业务协同 | 3.63 | 19.44 | 10.06 | 0.54 |
| 院前急救业务协同 | 3.89 | 11.11 | 8.94 | 1.80 |
| 分级诊疗协同 | 11.92 | 16.67 | 24.02 | 7.72 |
| 医疗医药联动应用协同 | 2.59 | 8.33 | 3.91 | 1.80 |
| 药品(耗材)采购使用联动应用协同 | 2.46 | 2.78 | 5.03 | 1.62 |
| 计划生育业务协同 | 5.83 | 30.56 | 8.94 | 3.23 |
| 出生人口监测业务协同 | 4.92 | 30.56 | 7.26 | 2.51 |
| 跨境重大疫情防控协同 | 0.78 | 0 | 2.23 | 0.36 |
| 药品(疫苗)监管协同 | 2.07 | 8.33 | 5.03 | 0.72 |
| 食品安全防控协同 | 1.04 | 2.78 | 2.79 | 0.36 |
| 医保业务监管协同 | 3.11 | 2.78 | 4.47 | 2.69 |
| 爱国卫生与健康危害因素应用协同 | 1.42 | 5.56 | 2.79 | 0.72 |
| 健康促进与教育业务协同 | 2.59 | 5.56 | 4.47 | 1.80 |

表 6-3-4　各级区域系统业务监管功能点开通率

单位:%

| 业务监管 | 合计 | 行政层级 | | |
|---|---|---|---|---|
| | | 省级 | 地市级 | 县级 |
| 医改进展监测 | 7.51 | 19.44 | 14.53 | 4.49 |
| 综合业务监管 | 20.08 | 41.67 | 32.96 | 14.54 |
| 卫生服务资源监管 | 10.62 | 27.78 | 23.46 | 5.39 |
| 医务人员职业行为监管 | 6.22 | 22.22 | 13.41 | 2.87 |
| 医疗行为监管 | 9.72 | 33.33 | 19.55 | 5.03 |
| 传染性疾病管理业务监管 | 5.96 | 25.00 | 11.73 | 2.87 |
| 慢性病管理业务监管 | 12.56 | 30.56 | 18.99 | 9.34 |
| 精神疾病业务监管 | 7.90 | 13.89 | 14.53 | 5.39 |
| 预防接种业务监管 | 7.25 | 22.22 | 13.41 | 4.31 |
| 妇女保健业务监管 | 11.27 | 41.67 | 21.23 | 6.10 |
| 儿童保健业务监管 | 9.46 | 25.00 | 19.55 | 5.21 |
| 国家基本公共卫生服务项目监管 | 10.75 | 30.56 | 14.53 | 8.26 |
| 食品安全监测业务监管 | 1.94 | 8.33 | 5.03 | 0.54 |
| 医院运营情况监管 | 6.99 | 19.44 | 11.73 | 4.67 |
| 基建装备管理 | 1.81 | 5.56 | 4.47 | 0.72 |
| 预约挂号业务监管 | 5.96 | 5.56 | 13.97 | 3.41 |
| 检验检查互认业务监管 | 5.05 | 8.33 | 10.61 | 3.05 |
| 医疗质量情况监管 | 6.61 | 25.00 | 13.41 | 3.23 |
| 医院感染情况监管 | 2.33 | 2.78 | 6.15 | 1.08 |
| 基层医疗卫生机构绩效考核监管 | 6.35 | 19.44 | 9.50 | 4.49 |
| 中医药服务项目监管 | 4.27 | 8.33 | 5.59 | 3.59 |
| 基本药物运行情况监管 | 5.18 | 13.89 | 7.82 | 3.77 |
| 合理用药业务监管 | 5.83 | 11.11 | 12.29 | 3.41 |
| 健康促进与教育业务监管 | 2.46 | 2.78 | 5.03 | 1.62 |
| 人口决策支持管理 | 5.31 | 30.56 | 10.06 | 2.15 |
| 人口信息服务与监管 | 6.74 | 38.89 | 10.61 | 3.41 |
| 远程医疗业务监管 | 9.59 | 22.22 | 15.64 | 6.82 |
| 电子证照管理 | 2.85 | 22.22 | 4.47 | 1.08 |
| 居民健康卡应用监督 | 8.55 | 30.56 | 19.55 | 3.59 |

表 6-3-5　各级区域系统基础支撑功能点开通率

单位:%

| 基础支撑 | 合计 | 行政层级 | | |
| --- | --- | --- | --- | --- |
| | | 省级 | 地市级 | 县级 |
| 数据规范上报和共享 | 21.63 | 50.00 | 38.55 | 14.36 |
| 平台主索引 | 16.06 | 30.56 | 33.52 | 9.52 |
| 注册服务 | 14.77 | 27.78 | 30.73 | 8.80 |
| 数据采集与交换 | 23.45 | 61.11 | 43.58 | 14.54 |
| 信息资源管理 | 21.11 | 44.44 | 37.43 | 14.36 |
| 信息资源存储 | 19.95 | 47.22 | 37.99 | 12.39 |
| 信息资源目录 | 15.80 | 41.67 | 30.17 | 9.52 |
| 全程健康档案服务 | 18.01 | 38.89 | 31.84 | 12.21 |
| 区域业务协同 | 21.11 | 36.11 | 32.40 | 16.52 |
| 信息安全 | 16.32 | 36.11 | 29.61 | 10.77 |
| 平台管理 | 23.96 | 50.00 | 37.99 | 17.77 |
| 居民健康卡注册管理 | 13.73 | 50.00 | 28.49 | 6.64 |
| 大数据应用支撑 | 16.32 | 50.00 | 30.73 | 9.52 |

# 附录 调查表式及信息系统类别代号

## 附录 1 医疗卫生机构年报表

### （医院类）

表　　号:卫健统 1-1 表

制定机关:国家卫生健康委

批准机关:国家统计局

批准文号:国统制〔2021〕95 号

有效期至:2024 年 8 月

统一社会信用代码□□□□□□□□□□□□□□□□□□

组织机构代码□□□□□□□ - □

机构名称(签章):　　　　　　　年

---

## 一、基本情况(Y 是,N 否)

11 机构属性代码(要求新设机构和属性代码变动机构填写)

　　111 登记注册类型代码 □　　　　　112 医疗卫生机构类别代码 □□□□

　　113 机构分类管理代码 □　　　　　114 行政区划代码 □□□□□□

　　115 单位所在乡镇街道名称＿＿＿＿　1151 乡镇街道代码 □□□

　　116 设置／主办单位代码 □　　　　117 政府办医疗卫生机构隶属关系代码 □

　　118 单位所在地是否为民族自治地方 □　119 是否为分支机构 □

12 基本信息

　　121 主院地址＿＿＿＿＿＿＿＿

　　　　1211 主院地理位置:经度□□.□□□□□,纬度□□.□□□□□

　　　　1212 分院 1(非分支机构)地址＿＿＿＿＿＿＿＿＿＿

　　　　1213 分院 2(非分支机构)地址＿＿＿＿＿＿＿＿＿＿

　　　　1214 分院 1 地理位置(非分支机构):经度□□.□□□□□,纬度□□.□□□□□

　　　　1215 分院 2 地理位置(非分支机构):经度□□.□□□□□,纬度□□.□□□□□

　　122 邮政编码 □□□□□□

　　123 联系电话 □□□□□□□　　　124 单位电子邮箱＿＿＿＿＿

　　125 单位网站域名＿＿＿＿＿＿　　126 单位成立时间□□□□年

　　127 法人代表(单位负责人)＿＿＿＿　128 第二名称是否为社区卫生服务中心□

　　129 下设直属分站(院、所)个数□□　1291 其中:社区卫生服务站个数□□

　　　　1210 政府主管部门确定的医院级别:(1. 一级　2. 二级　3. 三级　9. 未定级)□

　　　　　　评定的医院等次:(1. 甲等　2. 乙等　3. 丙等　9. 未定等)□

　　　　1211 是否为政府主管部门确定的区域医疗中心□

　　　　　　区域医疗中心名称:＿＿＿＿＿＿＿＿

　　　　　　类别(1. 综合性　2. 专科性　3. 中医)□

　　　　　　级别(1. 国家　2. 省级　3. 市级)□

1212 政府主管部门确定的临床重点专科个数:国家级□□,省级□□,市级□□

1213 年内政府投资的临床重点专科建设项目个数:国家级□□,省级□□,市级□□

1214 是否达到建设标准□ 　　　　　　　　　1215 是否为 120 急救网络覆盖医院□

1216 是否为国务院或卫生健康行政部门公布的住院医师规范化培训基地(含全科医生临床培养基地)□

当年招收人数□□□ 　其中:全科医生□□□ 　内:中医类别全科医生□□□

当年在培人数□□□ 　其中:全科医生□□□ 　内:中医类别全科医生□□□

当年结业人数□□□ 　其中:全科医生□□□ 　内:中医类别全科医生□□□

1217 是否为政府认定的全科医生实践基地(限第二名称为社区卫生服务中心填)□

1218 医保定点医疗机构(1 基本医保定点机构　0 非定点机构)□

1219 是否与医保经办机构直接结算□

1220 是否与新农合经办机构直接结算□

1221 服务器 CPU 总核数(个):□□□□□

1222 已使用存储设备容量(T):□□□□

1223 电脑终端数量(个):□□□□

1224 通过三级信息安全等级保护测评系统数量(个):□□□

1225 药房总数(个)□□□ 　其中:门诊药房□□□ 　住院药房□□□ 　中药房□□□

1226 是否取得母婴保健技术服务执业许可证□

1227 是否开展卫生监督协管服务□(限开展机构填报)

1228 是否开展互联网诊疗服务□

1229 是否第二名称为互联网医院□

1230 是否参与医联体□,医联体名称:＿＿＿＿＿＿＿＿＿＿＿

1231 参与医联体形式(可多选)□(1230 为"是"者填)

　　1. 城市医疗集团　2. 医疗共同体　3. 跨区域专科联盟　4. 远程医疗协作网　5. 其他

1232 是否为医联体牵头单位□(1230 为"是"者填)

1233 是否开展居家医疗服务□

1234 是否为老年友善医疗机构□

1235 是否为老年医院□

1236 是否设置老年绿色通道□

1237 是否与其他医疗机构建立针对老年人的双向转诊合作关系□

1238 是否提供安宁疗护服务□

1239 是否设立养老机构□

1240 是否开展养老服务□

1241 是否与其他养老机构建立签约合作关系□

1242 是否为其他养老机构提供远程医疗服务□

1243 是否与其他养老机构建立远程医疗服务合作关系□

1244 是否与其他养老机构建立康复护理服务合作关系□

1245 是否有内设健康教育机构(限疾病预防控制中心填)□

| 指标名称 | 代号 | 计量单位 | 数量 |
| --- | --- | --- | --- |
| **二、年末人员情况** | — | — | — |
| 编制人数 | 20 | 人 | |
| 　其中:在编人数 | 201 | 人 | |
| 在岗职工数 | 21 | 人 | |

续表

| 指标名称 | 代号 | 计量单位 | 数量 |
|---|---|---|---|
| 卫生技术人员 | 211 | 人 | |
| 　执业医师 | 2111 | 人 | |
| 　　临床类别 | 21111 | 人 | |
| 　　中医类别 | 21112 | 人 | |
| 　　口腔类别 | 21113 | 人 | |
| 　　公共卫生类别 | 21114 | 人 | |
| 　执业助理医师 | 2112 | 人 | |
| 　　临床类别 | 21121 | 人 | |
| 　　中医类别 | 21122 | 人 | |
| 　　口腔类别 | 21123 | 人 | |
| 　　公共卫生类别 | 21124 | 人 | |
| 　执业（助理）医师中： | — | — | — |
| 　　注册为全科医学专业的人数 | 21131 | 人 | |
| 　　取得全科医生培训合格证书的人数 | 21132 | 人 | |
| 　　注册多地点执业的医师数 | 21133 | 人 | |
| 　注册护士 | 2114 | 人 | |
| 　　其中:助产士 | 21141 | 人 | |
| 　药师（士） | 2115 | 人 | |
| 　　西药师（士） | 21151 | 人 | |
| 　　中药师（士） | 21152 | 人 | |
| 　技师（士） | 2116 | 人 | |
| 　　检验技师（士） | 21161 | 人 | |
| 　　影像技师（士） | 21162 | 人 | |
| 　　康复技师（士） | 21163 | 人 | |
| 　其他卫生技术人员 | 2119 | 人 | |
| 　　其中:见习医师 | 21191 | 人 | |
| 　　　其中:中医 | 211911 | 人 | |
| 其他技术人员 | 212 | 人 | |
| 管理人员 | 213 | 人 | |
| 　其中:仅从事管理的人员数 | 2131 | 人 | |
| 工勤技能人员 | 214 | 人 | |
| 　其中:护理员（工） | 2141 | 人 | |

| 指标名称 | 代号 | 计量单位 | 数量 |
|---|---|---|---|
| 离退休人员 | 22 | 人 | |
| 其中:年内退休人员 | 221 | 人 | |
| 年内培训情况 | — | — | — |
| 参加政府举办的岗位培训人次数 | 231 | 人次 | |
| 接受继续医学教育人数 | 232 | 人 | |
| 进修半年以上人数 | 233 | 人 | |
| 年内人员流动情况 | — | — | — |
| 流入 | 241 | 人 | |
| 流出 | 242 | 人 | |
| 在职人员中:取得母婴保健技术服务资质的人员 | 25 | 人 | |
| **三、年末床位数** | — | — | — |
| 编制床位 | 30 | 张 | |
| 实有床位 | 31 | 张 | |
| 其中:特需服务床位 | 311 | 张 | |
| 负压病房床位 | 312 | 张 | |
| 实际开放总床日数 | 32 | 床日 | |
| 实际占用总床日数 | 33 | 床日 | |
| 出院者占用总床日数 | 34 | 床日 | |
| 观察床数 | 35 | 张 | |
| 全年开设家庭病床总数 | 36 | 张 | |
| **四、房屋及基本建设** | — | — | — |
| 年末房屋建筑面积 | 41 | 平方米 | |
| 其中:业务用房面积 | 411 | 平方米 | |
| 其中:危房面积 | 4119 | 平方米 | |
| 年末租房面积 | 42 | 平方米 | |
| 其中:业务用房面积 | 421 | 平方米 | |
| 本年房屋租金 | 429 | 万元 | |
| 本年批准基建项目 | 43 | 个 | |
| 本年批准基建项目建筑面积 | 431 | 平方米 | |
| 本年实际完成投资额 | 432 | 万元 | |
| 其中:财政性投资 | 4321 | 万元 | |
| 单位自有资金 | 4322 | 万元 | |

续表

| 指标名称 | 代号 | 计量单位 | 数量 |
|---|---|---|---|
| 银行贷款 | 4323 | 万元 | |
| 本年房屋竣工面积 | 433 | 平方米 | |
| 本年新增固定资产 | 434 | 万元 | |
| 本年因新扩建增加床位 | 435 | 张 | |
| 五、年末设备数 | — | — | — |
| 万元以上设备总价值 | 51 | 万元 | |
| 万元以上设备台数 | 52 | 台 | |
| 其中:10万元～49万元设备 | 521 | 台 | |
| 50万元～99万元设备 | 522 | 台 | |
| 100万元及以上设备 | 523 | 台 | |
| 六、本年度收入与费用 | — | — | — |
| 总收入 | 61 | 千元 | |
| 财政拨款收入 | 611 | 千元 | |
| 其中:财政基本拨款收入 | 6111 | 千元 | |
| 财政项目拨款收入 | 6112 | 千元 | |
| 事业收入 | 612 | 千元 | |
| 医疗收入 | 6121 | 千元 | |
| 门急诊收入 | 61211 | 千元 | |
| 挂号收入 | 612111 | 千元 | |
| 诊察收入 | 612112 | 千元 | |
| 检查收入 | 612113 | 千元 | |
| 化验收入 | 612114 | 千元 | |
| 治疗收入 | 612115 | 千元 | |
| 手术收入 | 612116 | 千元 | |
| 卫生材料收入 | 612117 | 千元 | |
| 高值耗材收入 | 6121171 | 千元 | |
| 药品收入 | 612118 | 千元 | |
| 西药收入 | 6121181 | 千元 | |
| 疫苗收入 | 61211811 | 千元 | |
| 中成药收入 | 6121182 | 千元 | |
| 中药饮片收入 | 6121183 | 千元 | |
| 其他门急诊收入 | 612119 | 千元 | |

| 指标名称 | 代号 | 计量单位 | 数量 |
|---|---|---|---|
| 住院收入 | 61212 | 千元 | |
| 　床位收入 | 612121 | 千元 | |
| 　诊察收入 | 612122 | 千元 | |
| 　检查收入 | 612123 | 千元 | |
| 　化验收入 | 612124 | 千元 | |
| 　治疗收入 | 612125 | 千元 | |
| 　手术收入 | 612126 | 千元 | |
| 　护理收入 | 612127 | 千元 | |
| 　卫生材料收入 | 612128 | 千元 | |
| 　　高值耗材收入 | 6121281 | 千元 | |
| 　药品收入 | 612129 | 千元 | |
| 　　西药收入 | 6121291 | 千元 | |
| 　　　疫苗收入 | 61212911 | 千元 | |
| 　　中成药收入 | 6121292 | 千元 | |
| 　　中药饮片收入 | 6121293 | 千元 | |
| 　其他住院收入 | 6121210 | 千元 | |
| 　结算差额 | 61213 | 千元 | |
| 科教收入 | 6122 | 千元 | |
| 非同级财政拨款收入 | 6123 | 千元 | |
| 门急诊和住院药品收入中:基本药物收入 | 6129 | 千元 | |
| 上级补助收入 | 613 | 千元 | |
| 附属单位上缴收入 | 614 | 千元 | |
| 经营收入 | 615 | 千元 | |
| 非同级财政拨款收入 | 616 | 千元 | |
| 投资收益 | 617 | 千元 | |
| 捐赠收入 | 618 | 千元 | |
| 利息收入 | 619 | 千元 | |
| 租金收入 | 6110 | 千元 | |
| 其他收入 | 6111 | 千元 | |
| 总费用 | 62 | 千元 | |
| 业务活动费用 | 621 | 千元 | |
| 财政基本拨款经费 | 6211 | 千元 | |

| 指标名称 | 代号 | 计量单位 | 数量 |
|---|---|---|---|
| 财政项目拨款经费 | 6212 | 千元 | |
| 科教经费 | 6213 | 千元 | |
| 其他经费 | 6214 | 千元 | |
| 单位管理费用 | 622 | 千元 | |
| 财政基本拨款经费 | 6221 | 千元 | |
| 财政项目拨款经费 | 6222 | 千元 | |
| 科教经费 | 6223 | 千元 | |
| 其他经费 | 6224 | 千元 | |
| 经营费用 | 623 | 千元 | |
| 资产处置费用 | 624 | 千元 | |
| 上缴上级费用 | 625 | 千元 | |
| 对附属单位补助费用 | 626 | 千元 | |
| 所得税费用 | 627 | 千元 | |
| 其他费用 | 628 | 千元 | |
| 业务活动费用和单位管理费用 | — | — | |
| 人员经费 | 6291 | 千元 | |
| 工资福利费用 | 62911 | 千元 | |
| 对个人和家庭的补助费用 | 62912 | 千元 | |
| 固定资产折旧费 | 6292 | 千元 | |
| 卫生材料费 | 6293 | 千元 | |
| 药品费 | 6294 | 千元 | |
| 其中:基本药物费用 | 62941 | 千元 | |
| 七、年末资产与负债 | — | — | |
| 总资产 | 71 | 千元 | |
| 流动资产 | 711 | 千元 | |
| 非流动资产 | 712 | 千元 | |
| 其中:固定资产净值 | 7121 | 千元 | |
| 在建工程 | 7122 | 千元 | |
| 无形资产净值 | 7123 | 千元 | |
| 受托代理资产 | 713 | 千元 | |
| 负债与净资产 | 72 | 千元 | |
| 流动负债 | 721 | 千元 | |

| 指标名称 | 代号 | 计量单位 | 数量 |
|---|---|---|---|
| 　非流动负债 | 722 | 千元 | |
| 　　其中:长期借款 | 7221 | 千元 | |
| 　受托代理负债 | 723 | 千元 | |
| 　净资产 | 724 | 千元 | |
| 　　其中:累计盈余 | 7241 | 千元 | |
| 　　　专用基金 | 7242 | 千元 | |
| 　　　其他净资产 | 7243 | 千元 | |
| 八、本年度医疗服务量 | — | — | |
| 　总诊疗人次数 | 81 | 人次 | |
| 　　其中:门诊人次数 | 811 | 人次 | |
| 　　　应用中药饮片人次数 | 8111 | 人次 | |
| 　　　使用中医非药物疗法总人次数 | 8112 | 人次 | |
| 　　　急诊人次数 | 812 | 人次 | |
| 　　　　其中:死亡人数 | 8121 | 人 | |
| 　　　家庭卫生服务人次数 | 813 | 人次 | |
| 　　其中:预约诊疗人次数 | 814 | 人次 | |
| 　　　外籍患者诊疗人次数 | 815 | 人次 | |
| 　互联网诊疗服务人次数 | 82 | 人次 | |
| 　　其中:远程医疗服务人次数 | 821 | 人次 | |
| 　　　互联网诊察服务人次数 | 822 | 人次 | |
| 　　　　其中:互联网＋家庭医生签约服务人次数 | 8221 | 人次 | |
| 　观察室留观病例数 | 83 | 例 | |
| 　　其中:死亡人数 | 831 | 人 | |
| 　健康检查人次数 | 84 | 人次 | |
| 　入院人数 | 85 | 人 | |
| 　出院人数 | 86 | 人 | |
| 　　其中:转往基层医疗卫生机构人数 | 861 | 人 | |
| 　　　县域外出院人数 | 862 | 人 | |
| 　　　外籍患者出院人数 | 863 | 人 | |
| 　　　死亡人数 | 864 | 人 | |
| 　住院患者手术人次数 | 87 | 人次 | |
| 　门诊处方总数 | 88 | 张 | |

| 指标名称 | 代号 | 计量单位 | 数量 |
|---|---|---|---|
| 其中:使用抗菌药物的处方数 | 881 | 张 | |
| 中医处方数 | 882 | 张 | |
| 中药饮片处方数 | 8821 | 张 | |
| 中成药处方数 | 8822 | 张 | |
| 肾透析人次数 | 89 | 人次 | |
| 药物不良反应报告例数 | 810 | 例 | |
| 医疗纠纷例数 | 8111 | 例 | |
| 临床用血总量 | 812 | U | |
| 其中:全血量 | 8121 | U | |
| 红细胞量 | 8122 | U | |
| 血浆量 | 8123 | U | |
| 血小板量 | 8124 | U | |
| **九、基本公共卫生服务(限提供服务的单位填报)** | — | — | — |
| 公共卫生服务人次数 | 91 | 人 | |
| 年末居民健康档案累计建档人数 | 92 | 人 | |
| 其中:规范化电子建档人数 | 921 | 人 | |
| 其中:65 岁及以上老年人建档人数 | 9211 | 人 | |
| 年内公众健康咨询活动总受益人次数 | 93 | 人次 | |
| 年内健康知识讲座总受益人次数 | 94 | 人次 | |
| 年内 0~6 岁儿童预防接种人次数 | 95 | 人次 | |
| 年末 0~6 岁儿童健康管理人数 | 96 | 人 | |
| 年末孕产妇早孕建册人数 | 97 | 人 | |
| 年末 65 岁及以上老年人健康管理人数 | 98 | 人 | |
| 年末高血压患者累计管理人数 | 99 | 人 | |
| 其中:65 岁及以上老年人数 | 991 | 人 | |
| 年末糖尿病患者累计管理人数 | 910 | 人 | |
| 其中:65 岁及以上老年人数 | 9101 | 人 | |
| 年末严重精神障碍管理人数 | 911 | 人 | |
| 其中:65 岁及以上老年人数 | 9111 | 人 | |
| 年末肺结核患者健康管理人数 | 912 | 人 | |
| 其中:65 岁及以上老年人数 | 9121 | 人 | |
| 年内传染病和突发公共卫生事件报告例数 | 913 | 例 | |

续表

| 指标名称 | 代号 | 计量单位 | 数量 |
|---|---|---|---|
| 　　其中:65 岁及以上老年人报告例数 | 9131 | 例 | |
| 　　卫生监督协管巡查次数 | 914 | 次 | |
| 　　年末中医药健康管理人数 | 915 | 人 | |
| 　　　其中:0~3 岁儿童中医药健康管理人数 | 9151 | 人 | |
| 　　　　65 岁及以上老年人中医药健康管理人数 | 9152 | 人 | |
| 　　年末为 65 岁及以上老年人提供医养结合服务人数(限提供服务的单位填) | 916 | 人 | |
| 　　年末为 65 岁及以上失能老年人提供健康评估与健康服务人数(限提供服务的单位填) | 917 | 人 | |

**十、分科情况**

**1. 综合医院及专科医院等填报**

| 序号 | 科室名称 | 是否设置科室 | 实有床位 | 门急诊人次 | 中医门急诊人次 | 出院人数 |
|---|---|---|---|---|---|---|
| 01 | 预防保健科 | | | | | |
| 02 | 全科医疗科 | | | | | |
| 03 | 内科 | | | | | |
| 031 | 老年病专业(老年医学科) | | | | | |
| 04 | 外科 | | | | | |
| 05 | 妇产科 | | | | | |
| 051 | 产科 | | | | | |
| 06 | 妇女保健科 | | | | | |
| 07 | 儿科 | | | | | |
| 08 | 新生儿科 | | | | | |
| 09 | 小儿外科 | | | | | |
| 10 | 儿童保健科 | | | | | |
| 11 | 眼科 | | | | | |
| 12 | 耳鼻咽喉科 | | | | | |
| 13 | 口腔科 | | | | | |
| 14 | 皮肤科 | | | | | |
| 15 | 医疗美容科 | | | | | |
| 16 | 精神科 | | | | | |
| 17 | 传染科 | | | | | |
| 18 | 结核病科 | | | | | |

续表

| 序号 | 科室名称 | 是否设置科室 | 实有床位 | 门急诊人次 | 中医门急诊人次 | 出院人数 |
|------|----------|--------------|----------|------------|----------------|----------|
| 19 | 地方病科 | | | | | |
| 20 | 肿瘤科 | | | | | |
| 21 | 急诊医学科 | | | | | |
| 22 | 康复医学科 | | | | | |
| 23 | 运动医学科 | | | | | |
| 24 | 职业病科 | | | | | |
| 25 | 临终关怀科（安宁疗护科） | | | | | |
| 26 | 疼痛科 | | | | | |
| 27 | 重症医学科 | | | | | |
| 28 | 中医科 | | | | | |
| 29 | 维吾尔医学科 | | | | | |
| 30 | 藏医学科 | | | | | |
| 31 | 蒙医学科 | | | | | |
| 32 | 彝医学科 | | | | | |
| 33 | 傣医学科 | | | | | |
| 34 | 其他民族医学科 | | | | | |
| 35 | 中西医结合科 | | | | | |
| 36 | 其他 | | | | | |

**2. 中医医院、中西医结合医院、民族医医院填报**

| 序号 | 科室名称 | 是否设置科室 | 实有床位 | 门急诊人次 | 出院人数 |
|------|----------|--------------|----------|------------|----------|
| 01 | 内科 | | | | |
| 02 | 外科 | | | | |
| 03 | 妇产科 | | | | |
| 031 | 产科 | | | | |
| 04 | 儿科 | | | | |
| 05 | 新生儿科 | | | | |
| 06 | 皮肤科 | | | | |
| 07 | 眼科 | | | | |
| 08 | 耳鼻咽喉科 | | | | |
| 09 | 口腔科 | | | | |

| 序号 | 科室名称 | 是否设置科室 | 实有床位 | 门急诊人次 | 出院人数 |
|---|---|---|---|---|---|
| 10 | 肿瘤科 | | | | |
| 11 | 骨伤科 | | | | |
| 12 | 肛肠科 | | | | |
| 13 | 老年病科（老年医学科） | | | | |
| 14 | 针灸科 | | | | |
| 15 | 推拿科 | | | | |
| 16 | 康复医学科 | | | | |
| 17 | 急诊科 | | | | |
| 18 | 预防保健科 | | | | |
| 19 | 治未病科 | | | | |
| 20 | 其他中医科 | | | | |
| 21 | 维吾尔医学科 | | | | |
| 22 | 藏医学科 | | | | |
| 23 | 蒙医学科 | | | | |
| 24 | 彝医学科 | | | | |
| 25 | 傣医学科 | | | | |
| 26 | 其他民族医学科 | | | | |
| 27 | 中西医结合科 | | | | |

## 十一、中医特色指标（限中医医院、中西医结合医院、民族医医院填报）

| 指标名称 | 代号 | 计量单位 | 数量 |
|---|---|---|---|
| 年内中医治未病服务人次数 | 111 | 人次 | |
| 年末开展中医医疗技术总项数 | 112 | 项 | |
| 年末中药制剂室面积 | 113 | 平方米 | |
| 年末中药制剂品种数 | 114 | 种 | |
| 年末 5 000 元以上中医诊疗设备台数 | 115 | 台 | |
| 其中：电针治疗设备台数 | 1151 | 台 | |
| 中药熏洗设备台数 | 1152 | 台 | |
| 中医电疗设备台数 | 1153 | 台 | |
| 中医磁疗设备台数 | 1154 | 台 | |

续表

| 指标名称 | 代号 | 计量单位 | 数量 |
|---|---|---|---|
| 中医康复训练设备台数 | 1155 | 台 | |
| 煎药机台(套)数 | 1156 | 台(套) | |

单位负责人:＿＿＿　统计负责人:＿＿＿　填表人:＿＿＿　联系电话:＿＿＿　报出日期:＿＿＿＿年__月__日

填表说明:1. 本表由医院、妇幼保健院(所、站)、妇幼保健计划生育服务中心、专科疾病防治院(所、站)、疗养院、护理院(站)填报。

2. 本表为年报,报送时间为次年 1 月 20 日前。通过国家卫生统计网络直报系统报送。

3. 审核关系:$21 = 211 + 212 + 2131 + 214$;

$211 = 2111 + 2112 + 2114 + 2115 + 2116 + 2119$;

$2111 = 21111 + 21112 + 21113 + 21114$;

$2112 = 21121 + 21122 + 21123 + 21124$;

$61211 = 612111 + 612112 + 612113 + 612114 + 612115 + 612116 + 612117 + 612118 + 612119$;

$612118 = 6121181 + 6121182 + 6121183$;

$61212 = 612121 + 612122 + 612123 + 612124 + 612125 + 612126 + 612127 + 612128 + 612129 + 6121210$;

$612129 = 6121291 + 6121292 + 6121293$;

$62 = 621 + 622 + 623 + 623 + 624 + 625 + 626 + 627 + 628$;

$621 = 6211 + 6212 + 6213 + 6214$;

$622 = 6221 + 6222 + 6223 + 6224$;

$71 = 711 + 712 + 713$;

$72 = 721 + 722 + 723 + 724$。

# 附录 2 医疗卫生机构年报表

## （急救机构）

表　　号：卫健统 1-5 表
制定机关：国家卫生健康委
批准机关：国家统计局
批准文号：国统制〔2021〕95 号
有效期至：2024 年 8 月

统一社会信用代码□□□□□□□□□□□□□□□□□□
组织机构代码□□□□□□□□ - □
机构名称（签章）：　　　　　　　年

## 一、基本情况（Y 是，N 否）

11 机构属性代码（要求新设机构和属性代码变动机构填写）

111 登记注册类型代码　　　　□　　112 医疗卫生机构类别代码　　□□□□
113 机构分类管理代码　　　　□　　114 行政区划代码　　□□□□□□
115 单位所在乡镇街道名称　　　　116 1151 乡镇街道代码　　□□□
116 设置 / 主办单位代码　　　　□　　117 政府办卫生机构隶属关系代码　□
118 单位所在地是否为民族自治地方　□　　119 是否为分支机构　　□

12 基本信息

121 地址　　　　　　　　
　1211 地理位置：经度□□.□□□□□，纬度□□.□□□□□
122 邮政编码　　□□□□□□
123 联系电话　　□□□□□□□□　　124 单位电子邮箱　　　　　
125 单位网站域名　　　　　　　　126 单位成立时间：□□□□年
127 法人代表（单位负责人）　　　　128 是否独立法人　　□
129 非独立法人挂靠单位名称　　　　1210 是否独立核算　　□
　1211 与医院关系（1 与急诊科一体 2 独立科室）□　　1212 急救床位（张）　□□□□

13 急救网络情况

131 急救中心模式　　□
　　1. 院前急救型 - 京沪模式　　2. 指挥调度型 - 广州模式　　3. 依托型 - 重庆模式
　　4. 医警统一型 - 南宁模式　　9. 其他
132 急救网络覆盖分站数（个）□□　　其中：直属分站数（个）□□
133 急救网络覆盖医院数（个）□□□
134 是否设立以下科室（可多选）
　　1. 院前急救科□　　2. 通讯调度科□　　3. 车管科□　　4. 其他主要业务科室　　　　

14 通讯调度情况（可多选）

141 是否拥有以下通讯系统：有线□　　无线□　　142 是否拥有 120 呼救系统□
143 120 呼救系统是否具备以下功能：
　　1. 提供主叫用户电话号码□　　2. 提供机主姓名□　　3. 提供装机地址□
　　4. 呼救电话自动排队能力□　　5. 电话录音设备□
144 120 是否具备以下电话汇集与受理方式：
　　1. 地级市汇集各自受理□　　2. 全省汇集转当地受理□　　3. 全省汇集集中受理□
　　4. 全省汇集，市区集中受理，郊区部分转当地受理□

15 服务器 CPU 总核数（个）：□□□□
16 已使用存储设备容量（T）：□□□□

17 电脑终端数量（个）:□□□□

18 通过三级信息安全等级保护测评系统数量（个）:□□□

| 指标名称 | 代号 | 计量单位 | 数量 |
|---|---|---|---|
| 二、年末人员情况 | — | — | — |
| 编制人数 | 20 | 人 | |
| 在编人数 | 201 | 人 | |
| 在岗职工数 | 21 | 人 | |
| 卫生技术人员 | 211 | 人 | |
| 执业医师 | 2111 | 人 | |
| 执业助理医师 | 2112 | 人 | |
| 注册护士 | 2113 | 人 | |
| 药师（士） | 2114 | 人 | |
| 西药师（士） | 21141 | 人 | |
| 中药师（士） | 21142 | 人 | |
| 技师（士） | 2115 | 人 | |
| 检验技师（士） | 21151 | 人 | |
| 影像技师（士） | 21152 | 人 | |
| 康复技师（士） | 21153 | 人 | |
| 其他卫生技术人员 | 2119 | 人 | |
| 其中:见习医师 | 21191 | 人 | |
| 其他技术人员 | 212 | 人 | |
| 管理人员 | 213 | 人 | |
| 其中:仅从事管理的人员数 | 2131 | 人 | |
| 工勤技能人员 | 214 | 人 | |
| 在岗职工中:院前急救专业人员 | 219 | 人 | |
| 离退休人员 | 22 | 人 | |
| 其中:年内退休人员 | 221 | 人 | |
| 年内培训情况 | — | — | — |
| 参加政府举办的岗位培训人次数 | 231 | 人 | |
| 接受继续医学教育人数 | 232 | 人 | |
| 进修半年以上人数 | 233 | 人 | |
| 年内人员流动情况 | — | — | — |
| 流入 | 2341 | 人 | |
| 流出 | 2342 | 人 | |

| 指标名称 | 代号 | 计量单位 | 数量 |
|---|---|---|---|
| 三、房屋及基本建设 | — | — | — |
| 年末房屋建筑面积 | 31 | 平方米 | |
| 其中:业务用房面积 | 311 | 平方米 | |
| 其中:危房面积 | 3111 | 平方米 | |
| 院前急救业务用房面积 | 3112 | 平方米 | |
| 年末租房面积 | 32 | 平方米 | |
| 其中:业务用房面积 | 321 | 平方米 | |
| 其中:院前急救业务用房面积 | 3211 | 平方米 | |
| 本年房屋租金 | 329 | 万元 | |
| 本年批准基建项目 | 33 | 个 | |
| 本年批准基建项目建筑面积 | 331 | 平方米 | |
| 本年实际完成投资额 | 332 | 万元 | |
| 其中:财政性投资 | 3321 | 万元 | |
| 单位自有资金 | 3322 | 万元 | |
| 银行贷款 | 3323 | 万元 | |
| 本年房屋竣工面积 | 333 | 平方米 | |
| 本年新增固定资产 | 334 | 万元 | |
| 四、年末设备数 | — | — | — |
| 万元以上设备总价值 | 41 | 万元 | |
| 万元以上设备台数 | 42 | 台 | |
| 其中:10万元~49万元设备 | 421 | 台 | |
| 50万元~99万元设备 | 422 | 台 | |
| 100万元及以上设备 | 423 | 台 | |
| 急救车车载设备拥有量 | 43 | 台 | |
| 便携式呼吸机 | 431 | 台 | |
| 电动吸引器 | 432 | 台 | |
| 心电监护除颤仪 | 433 | 台 | |
| 血糖仪 | 434 | 台 | |
| 心电图机 | 435 | 台 | |
| 心电监护仪 | 436 | 台 | |
| 心脏除颤器 | 437 | 台 | |
| 气管插管镜 | 438 | 套 | |

| 指标名称 | 代号 | 计量单位 | 数量 |
|---|---|---|---|
| 血氧饱和度测试仪 | 439 | 台 | |
| 铲式担架 | 4310 | 台 | |
| 防毒面具（套） | 4311 | 套 | |
| 五、本年度收入与支出 | — | — | |
| 总收入 | 51 | 千元 | |
| 其中:财政拨款收入 | 511 | 千元 | |
| 财政基本拨款收入 | 5111 | 千元 | |
| 财政项目拨款收入 | 5112 | 千元 | |
| 事业收入 | 513 | 千元 | |
| 上级补助收入 | 512 | 千元 | |
| 总费用 | 52 | 千元 | |
| 其中:业务活动费用 | 521 | 千元 | |
| 财政基本拨款经费 | 5211 | 千元 | |
| 财政项目拨款经费 | 5212 | 千元 | |
| 单位管理费用 | 522 | 千元 | |
| 财政基本拨款经费 | 5221 | 千元 | |
| 财政项目拨款经费 | 5222 | 千元 | |
| 业务活动费用和单位管理费用中: | — | — | |
| 人员经费 | 523 | 千元 | |
| 其中:工资福利费用 | 5231 | 千元 | |
| 对个人和家庭的补助费用 | 5232 | 千元 | |
| 六、年末资产与负债 | — | — | — |
| 总资产 | 61 | 千元 | |
| 流动资产 | 611 | 千元 | |
| 非流动资产 | 612 | 千元 | |
| 其中:固定资产净值 | 6121 | 千元 | |
| 受托代理资产 | 613 | 千元 | |
| 负债与净资产 | 62 | 千元 | |
| 流动负债 | 621 | 千元 | |
| 非流动负债 | 622 | 千元 | |

续表

| 指标名称 | 代号 | 计量单位 | 数量 |
|---|---|---|---|
| 受托代理负债 | 623 | 千元 | |
| 净资产 | 624 | 千元 | |
| 其中:累计盈余 | 6241 | 千元 | |
| 专用基金 | 6242 | 千元 | |
| 其他净资产 | 6243 | 千元 | |
| **七、急救服务能力** | — | — | — |
| 本中心(站)服务面积 | 71 | 平方公里 | |
| 本中心(站)服务半径 | 72 | 公里 | |
| 本中心(站)服务人口 | 73 | 万人 | |
| 其中:城区人口 | 731 | 万人 | |
| 院前急救服务网络平均反应时间 | 74 | 分钟 | |
| **八、本年度急救服务利用** | — | — | — |
| 急救呼叫次数 | 81 | 次 | |
| 出车次数 | 82 | 次 | |
| 其中:抢救(监护)型急救车次数 | 821 | 次 | |
| 运转型急救车次数 | 822 | 次 | |
| 救治人次数(ICD-10) | 83 | 次 | |
| 其中:心脏病(含高血压性心脏病) | 831 | 次 | |
| 高血压(不含高血压性心脏病) | 832 | 次 | |
| 脑血管病 | 833 | 次 | |
| 损伤及中毒 | 834 | 次 | |
| 传染病 | 835 | 次 | |
| 恶性肿瘤 | 836 | 次 | |
| 呼吸系统疾病 | 837 | 次 | |
| 消化系统疾病 | 838 | 人次 | |
| 神经系统疾病 | 839 | 人次 | |
| 泌尿系统疾病 | 8310 | 人次 | |
| 妊娠、分娩及产褥期并发症 | 8311 | 人次 | |
| 其他 | 8312 | 人次 | |
| 其中:危重病例数 | 84 | 例 | |

续表

| 指标名称 | 代号 | 计量单位 | 数量 |
|---|---|---|---|
| 未救治人次数 | 85 | 人次 | |
| 车到家中已死亡人数 | 86 | 人 | |
| 途中死亡人数 | 87 | 人 | |

单位负责人：_____　统计负责人：_____　填表人：_____　联系电话：_____　报出日期：_____年__月__日

填表说明：1. 本表由急救中心、急救站填报。

2. 本表为年报，报送时间为次年1月20日前。通过国家卫生统计网络直报系统报送。

3. 审核关系：21 = 211 + 212 + 2131 + 214;

211 = 2111 + 2112 + 2113 + 2114 + 2115 + 2119;

52 ≥ 521 + 522;

61 = 611 + 612 + 613;

62 = 621 + 622 + 623 + 624。

# 附录3　医疗卫生机构年报表

## （卫生监督机构）

表　　号:卫健统 1-6 表
制定机关:国家卫生健康委
批准机关:国家统计局
批准文号:国统制〔2021〕95 号
有效期至:2024 年 8 月

统一社会信用代码□□□□□□□□□□□□□□□□□□
组织机构代码□□□□□□□□ - □
机构名称(签章):　　　　　　　　年

---

**一、基本情况（Y 是,N 否）**

11 机构属性代码(要求新设机构和属性代码变动机构填写)

　111 登记注册类型代码　　　　　　□　　112 医疗卫生机构类别代码　　　□□□□

　113 机构分类管理代码　　　　　　□　　114 行政区划代码　　　　　　　□□□□□□

　115 单位所在乡镇街道名称_____　　1151 乡镇街道代码　　　　　　　□□□

　116 设置 / 主办单位代码　　　　　□　　117 政府办医疗卫生机构隶属关系代码　□

　118 单位所在地是否为民族自治地方　□　　119 是否为分支机构　　　　　　　　□

12 基本信息

　121 地址　_____

　　1211 地理位置:经度□□.□□□□□,纬度□□.□□□□□

　122 邮政编码　　□□□□□□

　123 联系电话　　□□□□□□□□　　124 单位电子邮箱_____

　125 单位网站域名_____　　126 单位成立时间:　□□□□年

　127 法人代表(单位负责人)_____　　128 下设派出机构数　□□

　129 机构行政级别(1. 厅局级　2. 副厅局级　3. 处级　4. 副处级　5. 科级　6. 副科级　7. 股级及以下)□

　　1210 机构性质(1. 按照公务员管理　2. 参照公务员管理　3. 事业单位)　　□

　　1211 是否达到建设标准□　　　　1212 是否独立核算单位□

　　1213 非独立核算挂靠单位(1. 卫生局　2. 疾病预防控制中心　9. 其他)□

　　1214 服务器 CPU 总核数(个):□□□□□

　　1215 已使用存储设备容量(T):□□□□

　　1216 电脑终端数量(个):□□□□

　　1217 通过三级信息安全等级保护测评系统数量(个):□□□

---

| 指标名称 | 代号 | 计量单位 | 数量 |
|---|---|---|---|
| **二、年末人员情况** | — | — | — |
| 编制人数 | 20 | 人 | |
| 　其中:公务员 | 201 | 人 | |
| 　　参照公务员管理 | 202 | 人 | |
| 　　事业编制 | 203 | 人 | |
| 　其中:在编人数 | 209 | 人 | |
| 在岗职工数 | 21 | 人 | |
| 　卫生技术人员 | 211 | 人 | |

| 指标名称 | 代号 | 计量单位 | 数量 |
|---|---|---|---|
| 　　　卫生监督员 | 2111 | 人 | |
| 　　　其他卫生技术人员 | 2119 | 人 | |
| 　　其他技术人员 | 212 | 人 | |
| 　　管理人员 | 213 | 人 | |
| 　　　其中:仅从事管理的人员 | 2131 | 人 | |
| 　　工勤技能人员 | 214 | 人 | |
| 　　离退休人员 | 22 | 人 | |
| 　　　其中:年内退休人员 | 221 | 人 | |
| 　　年内培训情况 | — | — | — |
| 　　　参加政府举办的岗位培训人次数 | 231 | 人次 | |
| 　　　进修半年以上人数 | 232 | 人 | |
| 　　年内人员流动情况 | — | — | — |
| 　　　流入 | 2331 | 人 | |
| 　　　流出 | 2332 | 人 | |
| **三、房屋及基本建设** | — | — | — |
| 　　年末房屋建筑面积 | 31 | 平方米 | |
| 　　　其中:业务用房面积 | 311 | 平方米 | |
| 　　　　其中:危房面积 | 3111 | 平方米 | |
| 　　年末租房面积 | 32 | 平方米 | |
| 　　　其中:业务用房面积 | 321 | 平方米 | |
| 　　　本年房屋租金 | 329 | 万元 | |
| 　　本年批准基建项目 | 33 | 个 | |
| 　　本年批准基建项目建筑面积 | 331 | 平方米 | |
| 　　本年实际完成投资额 | 332 | 万元 | |
| 　　　其中:财政性投资 | 3321 | 万元 | |
| 　　　　单位自有资金 | 3322 | 万元 | |
| 　　　　银行贷款 | 3323 | 万元 | |
| 　　本年房屋竣工面积 | 333 | 平方米 | |
| 　　本年新增固定资产 | 334 | 万元 | |
| **四、年末设备数** | — | — | — |
| 　　万元以上设备总价值 | 41 | 万元 | |
| 　　万元以上设备台数 | 42 | 台 | |

续表

| 指标名称 | 代号 | 计量单位 | 数量 |
|---|---|---|---|
| 千元以上监测仪器设备台数 | 43 | 台 | |
| 其中:1万元以下设备 | 431 | 台 | |
| 1万元~9万元设备 | 432 | 台 | |
| 10万元及以上设备 | 433 | 台 | |
| 交通工具 | — | — | — |
| 汽车 | 441 | 辆 | |
| 其中:现场快速检测车 | 4411 | 辆 | |
| 摩托车 | 442 | 辆 | |
| 船 | 443 | 艘 | |
| 五、本年度收入与费用 | — | — | |
| 总收入 | 51 | 千元 | |
| 其中:财政拨款收入 | 511 | 千元 | |
| 财政基本拨款收入 | 5111 | 千元 | |
| 财政项目拨款收入 | 5112 | 千元 | |
| 上级补助收入 | 512 | 千元 | |
| 事业收入 | 513 | 千元 | |
| 总费用 | 52 | 千元 | |
| 其中:业务活动费用 | 521 | 千元 | |
| 财政基本拨款经费 | 6211 | 千元 | |
| 财政项目拨款经费 | 6212 | 千元 | |
| 单位管理费用 | 5211 | 千元 | |
| 财政基本拨款经费 | | | |
| 财政项目拨款经费 | | | |
| 业务活动费用和单位管理费用中: | — | — | |
| 人员经费 | 522 | 千元 | |
| 其中:工资福利费用 | 5221 | 千元 | |
| 对个人和家庭的补助费用 | 6222 | 千元 | |
| 六、年末资产与负债 | — | — | — |
| 总资产 | 61 | 千元 | |
| 流动资产 | 611 | 千元 | |
| 非流动资产 | 612 | 千元 | |
| 其中:固定资产净值 | 6121 | 千元 | |

续表

| 指标名称 | 代号 | 计量单位 | 数量 |
|---|---|---|---|
| 受托代理资产 | 613 | 千元 | |
| 负债与净资产 | 62 | 千元 | |
| 流动负债 | 621 | 千元 | |
| 非流动负债 | 622 | 千元 | |
| 受托代理负债 | 623 | 千元 | |
| 净资产 | 624 | 千元 | |
| 其中:累计盈余 | 6241 | 千元 | |
| 专用基金 | 6242 | 千元 | |
| 其他净资产 | 6243 | 千元 | |
| **七、卫生监督稽查** | — | — | |
| 稽查机构是否专设(Y是N否) | 71 | — | |
| 年末专职稽查人员数 | 711 | 人 | |
| 年末兼职稽查人员数 | 712 | 人 | |
| 本年度稽查工作开展情况 | 72 | — | |
| 受理涉及卫生监督执法行为的投诉举报数 | 721 | 件 | |
| 查处涉及卫生监督执法行为的投诉举报数 | 722 | 件 | |
| 开展对本级的稽查次数 | 723 | 次 | |
| 开展对下级的稽查次数(仅要求地市级以上填写) | 724 | 次 | |
| 发出稽查意见书数量 | 725 | 份 | |
| 发出稽查意见书后的整改单位数量 | 726 | 个 | |
| 稽查后移送相关部门的案件数 | 727 | 件 | |
| 稽查后移送相关部门的人员数 | 728 | 人 | |

单位负责人:＿＿＿＿　统计负责人:＿＿＿＿　填表人:＿＿＿＿　联系电话:＿＿＿＿　报出日期:＿＿＿＿＿年＿月＿日

填表说明:1. 本表由卫生监督所(局、总队)、卫生监督中心填报。

2. 本表为年报,报送时间为次年1月15日前。通过国家卫生监督信息系统报送。

3. 审核关系:21 = 211 + 212 + 2131 + 214;

211 = 2111 + 2119;

51 > 511 + 512 + 513;

61 = 611 + 612 + 613;

62 = 621 + 622 + 623。

# 附录4　医疗卫生机构年报表

## （其他医疗卫生机构类）

表　　号：卫健统 1-7 表
制定机关：国家卫生健康委
批准机关：国家统计局
批准文号：国统制〔2021〕95 号
有效期至：2024 年 8 月

统一社会信用代码□□□□□□□□□□□□□□□□□□
组织机构代码□□□□□□□□ - □
机构名称（签章）：_____年

**一、基本情况（Y 是，N 否）**

11 机构属性代码（要求新设机构和属性代码变动机构填写）

　　111 登记注册类型代码　□　　　112 医疗卫生机构类别代码　□□□□
　　113 机构分类管理代码　□　　　114 行政区划代码　□□□□□□
　　115 单位所在乡镇街道名称_____　1151 乡镇街道代码　□□□
　　116 设置 / 主办单位代码　□　　　117 政府办医疗卫生机构隶属关系代码　□
　　118 单位所在地是否为民族自治地方　□　　119 是否为分支机构　□

12 基本信息（Y 是，N 否）

　　121 地址 _____
　　　1211 地理位置：经度□□.□□□□□,纬度□□.□□□□□□
　　122 邮政编码　□□□□□□
　　123 联系电话　□□□□□□□　　124 单位电子邮箱 _____
　　125 单位网站域名 _____　　126 单位成立时间：□□□□年
　　127 法人代表（单位负责人）_____　128 下设直属分站（院、所）个数□□
　　129 是否达到基础设施建设标准（限疾病预防控制中心填）□
　　1210 是否为政府认定的全科医生实践基地（限疾病预防控制中心填）□
　　1211 是否为卫生监督机构（一个机构两块牌子）□
　　1212 是否取得母婴保健技术服务执业许可证□
　　1213 是否内设健康教育机构（限疾病预防控制中心填）□
　　1214 是否设立养老机构□
　　1215 是否开展养老服务□
　　1216 服务器 CPU 总核数（个）：□□□□□
　　1217 已使用存储设备容量（T）：□□□□
　　1218 电脑终端数量（个）：□□□□
　　1219 通过三级信息安全等级保护测评系统数量（个）：□□□

| 指标名称 | 代号 | 计量单位 | 数量 |
|---|---|---|---|
| **二、年末人员情况** | — | — | — |
| 编制人数 | 20 | 人 | |
| 　其中：在编人数 | 201 | 人 | |
| 在岗职工数 | 21 | 人 | |
| 　卫生技术人员 | 211 | 人 | |
| 　　执业医师 | 2111 | 人 | |

| 指标名称 | 代号 | 计量单位 | 数量 |
|---|---|---|---|
| 　　临床类别 | 21111 | 人 | |
| 　　中医类别 | 21112 | 人 | |
| 　　口腔类别 | 21113 | 人 | |
| 　　公共卫生类别 | 21114 | 人 | |
| 　执业助理医师 | 2112 | 人 | |
| 　　临床类别 | 21121 | 人 | |
| 　　中医类别 | 21122 | 人 | |
| 　　口腔类别 | 21123 | 人 | |
| 　　公共卫生类别 | 21124 | 人 | |
| 　注册护士 | 2113 | 人 | |
| 　　其中:助产士 | 21131 | 人 | |
| 　药师(士) | 2114 | 人 | |
| 　　西药师(士) | 21141 | 人 | |
| 　　中药师(士) | 21142 | 人 | |
| 　技师(士) | 2115 | 人 | |
| 　　检验技师(士) | 21151 | 人 | |
| 　　影像技师(士) | 21152 | 人 | |
| 　　康复技师(士) | 21153 | 人 | |
| 　卫生监督员 | 2116 | 人 | |
| 　其他卫生技术人员 | 2119 | 人 | |
| 　　其中:见习医师 | 21191 | 人 | |
| 　其他技术人员 | 212 | 人 | |
| 　管理人员 | 213 | 人 | |
| 　　其中:仅从事管理的人员 | 2131 | 人 | |
| 　工勤技能人员 | 214 | 人 | |
| 离退休人员 | 22 | 人 | |
| 　其中:年内退休人员 | 221 | 人 | |
| 年内培训情况 | — | — | |
| 　参加政府举办的岗位培训人次数 | 231 | 人次 | |
| 　进修半年以上人数 | 232 | 人 | |
| 年内人员流动情况 | — | — | — |
| 　流入 | 241 | 人 | |

| 指标名称 | 代号 | 计量单位 | 数量 |
|---|---|---|---|
| 流出 | 242 | 人 | |
| 在岗人员中:取得母婴保健技术服务资质的人员 | 25 | 人 | |
| **三、房屋及基本建设** | — | — | — |
| 年末房屋建筑面积 | 31 | 平方米 | |
| 其中:业务用房面积 | 311 | 平方米 | |
| 其中:危房面积 | 3111 | 平方米 | |
| 年末租房面积 | 32 | 平方米 | |
| 其中:业务用房面积 | 321 | 平方米 | |
| 本年房屋租金 | 329 | 万元 | |
| 本年批准基建项目 | 33 | 个 | |
| 本年批准基建项目建筑面积 | 331 | 平方米 | |
| 本年实际完成投资额 | 332 | 万元 | |
| 其中:财政性投资 | 3321 | 万元 | |
| 单位自有资金 | 3322 | 万元 | |
| 银行贷款 | 3323 | 万元 | |
| 本年房屋竣工面积 | 333 | 平方米 | |
| 本年新增固定资产 | 334 | 万元 | |
| **四、年末设备** | — | — | — |
| 万元以上设备总价值 | 41 | 万元 | |
| 万元以上设备台数 | 42 | 台 | |
| 其中:10万元~49万元设备 | 421 | 台 | |
| 50万元~99万元设备 | 422 | 台 | |
| 100万元及以上设备 | 423 | 台 | |
| **五、本年度收入与费用** | — | — | — |
| 总收入 | 51 | 千元 | |
| 其中:财政拨款收入 | 511 | 千元 | |
| 财政基本拨款收入 | 5111 | 千元 | |
| 财政项目拨款收入 | 5112 | 千元 | |
| 上级补助收入 | 512 | 千元 | |
| 事业收入 | 513 | 千元 | |
| 总费用 | 52 | 千元 | |
| 其中:业务活动费用 | 521 | 千元 | |

续表

| 指标名称 | 代号 | 计量单位 | 数量 |
|---|---|---|---|
| 财政基本拨款经费 | 5211 | 千元 | |
| 财政项目拨款经费 | 5212 | 千元 | |
| 单位管理费用 | 522 | 千元 | |
| 财政基本拨款经费 | 5221 | 千元 | |
| 财政项目拨款经费 | 5222 | 千元 | |
| 业务活动费用和单位管理费用中: | — | — | |
| 人员经费 | 531 | 千元 | |
| 其中:工资福利费用 | 5311 | 千元 | |
| 对个人和家庭的补助费用 | 5312 | 千元 | |
| 六、年末资产与负债 | — | — | — |
| 总资产 | 61 | 千元 | |
| 流动资产 | 611 | 千元 | |
| 非流动资产 | 612 | 千元 | |
| 其中:固定资产净值 | 6121 | 千元 | |
| 受托代理资产 | 613 | 千元 | |
| 负债与净资产 | 62 | 千元 | |
| 流动负债 | 621 | 千元 | |
| 非流动负债 | 622 | 千元 | |
| 受托代理负债 | 623 | 千元 | |
| 净资产 | 624 | 千元 | |
| 其中:累计盈余 | 6241 | 千元 | |
| 专用基金 | 6242 | 千元 | |
| 其他净资产 | 6243 | 千元 | |

单位负责人:＿＿＿＿　统计负责人:＿＿＿＿　填表人:＿＿＿＿　联系电话:＿＿＿＿　报出日期:＿＿＿＿年＿月＿日

填表说明:1. 本表由疾病预防控制中心(防疫站)、采供血机构、健康教育机构、医学科研机构、医学在职培训机构、卫生监督监测机构、计划生育技术服务机构、临床检验中心等其他卫生事业单位填报。

2. 本表为年报,报送时间为次年1月20日前。通过国家卫生统计网络直报系统报送。

3. 审核关系: $21 = 211 + 212 + 2131 + 214$;

$$211 = 2111 + 2112 + 2113 + 2114 + 2115 + 2116 + 2119;$$
$$2111 = 21111 + 21112 + 21113 + 21114;$$
$$2112 = 21121 + 21122 + 21123 + 21124;$$
$$51 > 511 + 512 + 513;$$
$$61 = 611 + 612 + 613;$$
$$62 = 621 + 622 + 623 + 624。$$

# 附录5　卫生人力基本信息调查表

表　　号:卫健统 2-1 表
制定机关:国家卫生健康委
批准机关:国家统计局
批准文号:国统制〔2021〕95 号
有效期至:2024 年 8 月

统一社会信用代码□□□□□□□□□□□□□□□□□□
组织机构代码□□□□□□□□ - □
机构名称(签章):

---

11 姓名 _____

12 身份证件种类(1. 身份证　2. 军官证　3. 港澳台居民通行证　4. 护照)□

13 身份证件号码□□□□□□□□□□□□□□□□□□

14 出生日期□□□□年□□月□□日

15 性别代码□

16 民族_____,代码□□

17 参加工作日期□□□□年□□月

18 办公室电话号码□□□□□□□□□

19 手机号码(单位负责人及应急救治专家填写)□□□□□□□□□□□

20 所在科室(部门)_____,代码□□□□□

21 科室(部门)实际名称_____

22 从事专业类别代码□□

　　11. 执业医师　12. 执业助理医师　13. 见习医师　21. 注册护士　22. 助产士　31. 西药师(士)

　　32. 中药师(士)　41. 检验技师(士)　42. 影像技师(士)　43. 康复技师　44. 其他技师

　　50. 卫生监督员　60. 乡村医生　69. 其他卫生技术人员　70. 其他技术人员　80. 管理人员

　　90. 工勤技能人员

23 医师/卫生监督员执业证书编码□□□□□□□□□□□□□□□□

24 医师执业类别代码( 1. 临床　2. 口腔　3. 公共卫生　4. 中医)□

25 医师执业范围代码( 可多选)　①□□□,②□□□,③□□□

26 是否注册为多地点执业医师(Y 是　　N 否)□

　　第 2 执业单位类别代码(1. 医院　2. 乡镇卫生院　3. 社区卫生服务中心/站　9. 其他医疗机构)□

　　第 3 执业单位类别代码(1. 医院　2. 乡镇卫生院　3. 社区卫生服务中心/站　9. 其他医疗机构)□

27 是否获得国家住院医师规范化培训合格证书(Y 是 N 否)□

28 住院医师规范化培训合格证书编码□□□□□□□□□□□□□□□

29 行政/业务管理职务代码[ 1. 党委(副)书记　2. 单位行政负责人(正职)　3. 单位行政负责人(副职)

　　　　　　　　　　　4. 科室(部门)正职　5. 科室(部门)副职　6. 无职务管理人员 ]□

30 专业技术资格(评)名称_____,代码□□□

31 专业技术职务(聘)代码(1. 正高　2. 副高　3. 中级　4. 师级/助理　5. 士级　9. 待聘)□

32 第一学历代码(1. 研究生　2. 大学本科　3. 大学专科及专科学校　4. 中专及中技　5. 技工学校

　　　　　　　6. 高中　7. 初中及以下)□

33 最高学历代码(1. 研究生　2. 大学本科　3. 大学专科及专科学校　4. 中专及中技　5. 技工学校

　　　　　　　6. 高中　7. 初中及以下)□

34 学位代码(1. 名誉博士　2. 博士　3. 硕士　4. 学士)□

35 一级学科代码□□□□

36 所学专业名称_____,代码□□□□□

37 专科特长（仅要求医院主任、副主任医师填写）：①_____，②_____，③_____

38 人员流动情况□□

　　　　流入：11. 高等、中等院校毕业生　　12. 其他卫生机构调入　　13. 非卫生机构调入　　14. 军转人员
　　　　　　　19. 其他

　　　　流出：21. 调往其他卫生机构　　22. 考取研究生　　23. 出国留学　　24. 退休　　25. 辞职（辞退）
　　　　　　　26. 自然减员（不含退休）　29. 其他

39 流入/流出时间□□□□年□□月

40 编制情况[ 1. 编制内　2. 合同制（2.1 直接与单位签订　2.2 劳务派遣）　3. 临聘人员　4. 返聘

　　　　5. 派遣人员　6. 参公管理　9. 其他]□

41 是否注册为全科医学专业（1. 是　0. 否）□

42 是否注册为乡村全科执业助理医师（1. 是　0. 否）□

43 全科医生取得培训合格证书情况（限参加培训人员填写）□□

　　1. 住院医师规范化培训合格证（全科医生）　　　2. 助理全科医生培训合格证

　　3. 全科医生转岗培训合格证　　　　　　　　　　4. 全科医生骨干培训合格证

　　5. 全科医生岗位培训合格证　　　　　　　　　　6. 乡村全科执业助理医师培训合格证

44 是否由乡镇卫生院或社区卫生服务机构派驻村卫生室工作（1. 是　0. 否）□

45 本报表期派驻村卫生室工作的时间_____周

46 是否从事统计与信息化业务工作:（1. 是　0. 否）□

　　（1. 综合管理　2. 卫生统计　3. 信息应用与运维管理　4. 网络安全与运维管理　5. 信息标准　9. 其他）□

单位负责人：_____ 统计负责人：_____ 填表人：_____ 联系电话：_____ 报出日期：_____年__月__日

填表说明:1. 本表要求各级各类医疗卫生机构和计划生育技术服务机构在岗职工（村卫生室人员除外）
　　　　　填报。

　　　　2. 民族、所在科室、专业技术资格、所学专业只要求录入代码,名称仅供审核用。请核实由身份
　　　　　证产生的出生日期和性别代码。

　　　　3. 本表为实时报告。要求医疗卫生机构在人员调入（出）本单位 1 个月内上报增减人员信息,每
　　　　　年7—9 月更新所有在岗职工变动信息。除卫生监督员通过国家卫生监督信息系统报送外,
　　　　　其他人员通过国家卫生统计网络直报系统报送。

# 附录6 医疗卫生信息化建设调查表

表　　号:卫健统 6-5 表
制定机关:国家卫生健康委
批准机关:国家统计局
批准文号:国统制〔2021〕95 号
有效期至:2024 年 8 月

统一社会信用代码□□□□□□□□□□□□□□□□□□
组织机构代码□□□□□□□□ - □
机构名称(签章):

(一) 本年度信息化费用
　1. 本年度信息化总费用＿＿＿＿＿＿＿(千元)
　其中:1.1 财政基本拨款经费＿＿＿＿＿＿(千元)
　　　　1.2 财政项目拨款经费＿＿＿＿＿＿(千元)
　　　　1.3 自筹经费＿＿＿＿＿＿(千元)
　　　　1.4 借贷经费＿＿＿＿＿＿(千元)
　　　　1.5 捐赠经费＿＿＿＿＿＿(千元)
(二) 应用信息系统基本情况
　2. 应用信息系统名称＿＿＿＿＿＿＿
　3. 应用信息系统类别代号□□□
　4. 上线运行时间:□□□□年□□月
　5. 运行状态:(1. 正常运行　2. 停用)□
　6. 承建商名称:＿＿＿＿＿＿＿＿＿＿＿
　7. 建设类别(1. 新建　2. 升级改造　3. 运维)□
　8. 业务功能类别(1. 惠民服务　2. 业务协同　3. 业务监管　4. 基础支撑)□
　　**(限统计信息中心、急救机构、卫生监督机构、其他医疗卫生机构类填报)**
　9. 业务功能类别(1. 惠民服务　2. 医疗业务　3. 医疗质量　4. 运营管理　5. 医疗协同　6. 数据应用
　　　　　　　7. 移动医疗　8. 基础支撑 )□**(限医院、乡镇卫生院、社区卫生服务机构类填报)**
　10. 业务功能代号□□□□

单位负责人:＿＿＿＿ 统计负责人:＿＿＿＿ 填表人:＿＿＿＿ 联系电话:＿＿＿＿ 报出日期:＿＿＿＿ 年＿月＿日
填表说明:1. 本表由医院、乡镇卫生院、社区卫生服务机构、统计信息中心、急救机构、卫生监督机构、其他
　　　　　医疗卫生机构等填报。
　　　　2. 本表为年报,报送时间为次年 1 月 20 日前。通过国家卫生统计网络直报系统报送。

# 附录7　应用信息系统类别代号

| 大类代码 | 中类代码 | 类别名称 |
|---|---|---|
| 以 A 开头 | | （一）统计信息中心、急救机构、卫生监督机构、其他医疗卫生机构 |
| | A1 | 健康门户 |
| | A2 | 预约诊疗系统 |
| | A3 | 远程医疗服务系统 |
| | A4 | 区域医学影像诊断系统 |
| | A5 | 区域心电诊断系统 |
| | A6 | 区域双向转诊系统 |
| | A7 | 免疫规划管理系统 |
| | A8 | 慢性病管理系统 |
| | A9 | 区域健康体检管理系统（包括老年人体检、各种健康筛查、集体儿童体检等） |
| | A10 | 区域电子健康档案系统 |
| | A11 | 区域一站式结算系统 |
| | A12 | 区域家庭医生签约管理系统 |
| | A13 | 区域电子病历共享系统 |
| | A14 | 区域血液管理平台 |
| | A15 | 药品供应采购管理系统 |
| | A16 | 突发公共卫生事件应急响应处置管理系统 |
| | A17 | 医疗机构绩效管理系统 |
| | A18 | 基层卫生机构服务与管理信息系统 |
| | A19 | 村卫生室信息系统 |
| | A20 | 其他 |
| 以 B 开头 | | （二）医院、乡镇卫生院、社区卫生服务机构 |
| | B1 | 门急诊挂号收费管理系统 |
| | B2 | 门诊医生工作站 |
| | B3 | 分诊管理系统 |
| | B4 | 住院病人入出转系统 |
| | B5 | 住院医生工作站 |
| | B6 | 住院护士工作站 |
| | B7 | 电子化病历管理系统 |
| | B8 | 合理用药管理系统 |
| | B9 | 临床检验系统 |

| 大类代码 | 中类代码 | 类别名称 |
|---|---|---|
| | B10 | 医学影像系统 |
| | B11 | 超声/内镜管理系统 |
| | B12 | 手术麻醉管理系统 |
| | B13 | 临床路径管理系统 |
| | B14 | 输血管理系统 |
| | B15 | 重症监护系统 |
| | B16 | 心电管理系统 |
| | B17 | 体检管理系统 |
| | B18 | 病理管理系统 |
| | B19 | 移动护理系统 |
| | B20 | 移动查房系统（移动医生站） |
| | B21 | 移动输液系统 |
| | B22 | 病历质控系统 |
| | B23 | 住院收费系统 |
| | B24 | 护理管理系统 |
| | B25 | 医务管理系统 |
| | B26 | 院内感染管理系统 |
| | B27 | 传染病报告系统 |
| | B28 | 病案管理系统 |
| | B29 | 导诊管理系统 |
| | B30 | 人力资源管理系统 |
| | B31 | 财务管理系统 |
| | B32 | 药品管理系统 |
| | B33 | 设备材料管理系统 |
| | B34 | 物资供应管理系统 |
| | B35 | 预算管理系统 |
| | B36 | 绩效管理系统 |
| | B37 | DRG 管理系统 |
| | B38 | 医院集成信息平台 |
| | B39 | 其他 |

# 附录8　信息系统业务功能类别及代号

| 大类代码 | 中类代码 | 小类代码 | 类别名称 |
|---|---|---|---|
| 以A开头 | | | （一）统计信息中心、急救机构、卫生监督机构、其他医疗卫生机构 |
| | A1 | | 惠民服务 |
| | | A101 | 预约挂号 |
| | | A102 | 智能导诊 |
| | | A103 | 双向转诊 |
| | | A104 | 统一支付服务 |
| | | A105 | 检验检查报告查询 |
| | | A106 | 出院病人随访服务 |
| | | A107 | 出院病人膳食指南 |
| | | A108 | 家庭医生签约服务 |
| | | A109 | 中医治未病服务 |
| | | A110 | 健康档案查询 |
| | | A111 | 健康评估 |
| | | A112 | 慢性病管理 |
| | | A113 | 精神疾病管理 |
| | | A114 | 接种免疫服务 |
| | | A115 | 医养服务 |
| | | A116 | 用药服务 |
| | | A117 | 健康教育 |
| | | A118 | 新农合结算服务 |
| | | A119 | 生育登记网上办理 |
| | | A120 | 计划生育药具网上配送 |
| | | A121 | 计划生育服务和指导 |
| | | A122 | 医疗信息分级公开 |
| | | A123 | 贫困人口健康信息服务 |
| | A2 | | 业务协同 |
| | | A201 | 疾病监测业务协同 |
| | | A202 | 疾病管理业务协同 |
| | | A203 | 突发公共卫生事件应急指挥协同 |
| | | A204 | 妇幼健康业务协同 |
| | | A205 | 卫生计生监督应用协同 |
| | | A206 | 血液安全管理业务协同 |
| | | A207 | 院前急救业务协同 |
| | | A208 | 分级诊疗协同 |
| | | A209 | 医疗医药联动应用协同 |

| 大类代码 | 中类代码 | 小类代码 | 类别名称 |
|---|---|---|---|
| | | A210 | 药品（耗材）采购使用联动应用协同 |
| | | A211 | 计划生育业务协同 |
| | | A212 | 出生人口监测业务协同 |
| | | A213 | 跨境重大疫情防控协同 |
| | | A214 | 药品（疫苗）监管协同 |
| | | A215 | 食品安全防控协同 |
| | | A216 | 医保业务监管协同 |
| | | A217 | 爱国卫生与健康危害因素应用协同 |
| | | A218 | 健康促进与教育业务协同 |
| | A3 | | 业务监管 |
| | | A301 | 医改进展监测 |
| | | A302 | 综合业务监管 |
| | | A303 | 卫生服务资源监管 |
| | | A304 | 医务人员职业行为监管 |
| | | A305 | 医疗行为监管 |
| | | A306 | 传染性疾病管理业务监管 |
| | | A307 | 慢性病管理业务监管 |
| | | A308 | 精神疾病业务监管 |
| | | A309 | 预防接种业务监管 |
| | | A310 | 妇女保健业务监管 |
| | | A311 | 儿童保健业务监管 |
| | | A312 | 国家基本公共卫生服务项目监管 |
| | | A313 | 食品安全监测业务监管 |
| | | A314 | 医院运营情况监管 |
| | | A315 | 基建装备管理 |
| | | A316 | 预约挂号业务监管 |
| | | A317 | 检验检查互认业务监管 |
| | | A318 | 医疗质量情况监管 |
| | | A319 | 医院感染情况监管 |
| | | A320 | 基层医疗卫生机构绩效考核监管 |
| | | A321 | 中医药服务项目监管 |
| | | A322 | 基本药物运行情况监管 |
| | | A323 | 合理用药业务监管 |
| | | A324 | 健康促进与教育业务监管 |
| | | A325 | 人口决策支持管理 |
| | | A326 | 人口信息服务与监管 |

| 大类代码 | 中类代码 | 小类代码 | 类别名称 |
|---|---|---|---|
| | | A327 | 远程医疗业务监管 |
| | | A328 | 电子证照管理 |
| | | A329 | 居民健康卡应用监督 |
| | A4 | | 基础支撑 |
| | | A401 | 数据规范上报和共享 |
| | | A402 | 平台主索引 |
| | | A403 | 注册服务 |
| | | A404 | 数据采集与交换 |
| | | A405 | 信息资源管理 |
| | | A406 | 信息资源存储 |
| | | A407 | 信息资源目录 |
| | | A408 | 全程健康档案服务 |
| | | A409 | 区域业务协同 |
| | | A410 | 信息安全 |
| | | A411 | 平台管理 |
| | | A412 | 居民健康卡注册管理 |
| | | A413 | 大数据应用支撑 |
| 以 B 开头 | | | (二)医院、乡镇卫生院、社区卫生服务机构 |
| | B1 | | 惠民服务 |
| | | B101 | 互联网服务 |
| | | B102 | 预约服务 |
| | | B103 | 自助服务 |
| | | B104 | 排队叫号 |
| | | B105 | 便民结算 |
| | | B106 | 智能导航 |
| | | B107 | 信息推送 |
| | | B108 | 患者定位 |
| | | B109 | 陪护服务 |
| | | B110 | 满意度评价 |
| | | B111 | 信息公开服务 |
| | B2 | | 医疗业务 |
| | | B201 | 患者基本信息管理 |
| | | B202 | 院前急救 |
| | | B203 | 门诊分诊 |
| | | B204 | 急诊分级分诊 |
| | | B205 | 门、急诊电子病历 |

| 大类代码 | 中类代码 | 小类代码 | 类别名称 |
|---|---|---|---|
| | | B206 | 门、急诊处方和处置管理 |
| | | B207 | 急诊留观 |
| | | B208 | 申请单管理 |
| | | B209 | 住院病历书写 |
| | | B210 | 住院医嘱管理 |
| | | B211 | 护理记录 |
| | | B212 | 输液管理 |
| | | B213 | 非药品医嘱执行 |
| | | B214 | 临床路径 |
| | | B215 | 临床辅助决策 |
| | | B216 | 静脉药物配置中心 |
| | | B217 | 药品医嘱执行 |
| | | B218 | 合理用药 |
| | | B219 | 药事服务 |
| | | B220 | 医学影像信息管理 |
| | | B221 | 临床检验信息管理 |
| | | B222 | 病理管理 |
| | | B223 | 生物标本库管理 |
| | | B224 | 手术信息管理 |
| | | B225 | 麻醉信息管理 |
| | | B226 | 输血信息管理 |
| | | B227 | 电生理信息管理 |
| | | B228 | 透析治疗信息管理 |
| | | B229 | 放疗信息管理 |
| | | B230 | 化疗信息管理 |
| | | B231 | 康复信息管理 |
| | | B232 | 放射介入信息管理 |
| | | B233 | 高压氧信息管理 |
| | | B234 | 供应室管理 |
| | | B235 | 随访服务管理 |
| | | B236 | 体检信息管理 |
| | B3 | | 医疗质量 |
| | | B301 | 人员权限管理 |
| | | B302 | 电子病历质量监控管理 |
| | | B303 | 手术分级管理 |
| | | B304 | 危急值管理 |

| 大类代码 | 中类代码 | 小类代码 | 类别名称 |
|---|---|---|---|
| | | B305 | 临床路径与单病种管理 |
| | | B306 | 院内感染管理 |
| | | B307 | 抗菌药物管理 |
| | | B308 | 处方点评 |
| | | B309 | 医疗安全(不良)事件上报 |
| | | B310 | 传染病信息上报 |
| | | B311 | 食源性疾病信息上报 |
| | | B312 | 护理质量管理 |
| | | B313 | 卫生应急管理 |
| | B4 | | 运营管理 |
| | | B401 | 挂号服务 |
| | | B402 | 实名建档 |
| | | B403 | 业务结算与收费 |
| | | B404 | 住院患者入、出、转 |
| | | B405 | 病区(房)床位管理 |
| | | B406 | 财务管理 |
| | | B407 | 预算管理 |
| | | B408 | 成本核算 |
| | | B409 | 绩效考核 |
| | | B410 | 基本药物监管 |
| | | B411 | 药品物流管理 |
| | | B412 | 发药管理 |
| | | B413 | 临床试剂管理 |
| | | B414 | 高值耗材管理 |
| | | B415 | 物资管理 |
| | | B416 | 固定资产管理 |
| | | B417 | 医疗设备管理 |
| | | B418 | 医疗废弃物管理 |
| | | B419 | 人力资源管理 |
| | | B420 | 培训管理 |
| | | B421 | 考试管理 |
| | B5 | | 医疗协同 |
| | | B501 | 多学科协作诊疗 |
| | | B502 | 电子病历和健康档案调阅 |
| | | B503 | 远程会诊 |
| | | B504 | 远程影像诊断 |

| 大类代码 | 中类代码 | 小类代码 | 类别名称 |
|---|---|---|---|
| | | B505 | 分级诊疗 |
| | | B506 | 双向转诊 |
| | | B507 | 区域影像共享 |
| | | B508 | 区域病理共享 |
| | | B509 | 区域检验共享 |
| | B6 | | 数据应用 |
| | | B601 | 医院数据报送 |
| | | B602 | 医疗质量监控 |
| | | B603 | 医院信息综合查询 |
| | | B604 | 医保监控 |
| | | B605 | 临床科研数据管理 |
| | | B606 | 医院运营决策管理 |
| | B7 | | 移动医疗 |
| | | B701 | 移动医疗——终端管理 |
| | | B702 | 移动医疗——输液 |
| | | B703 | 移动医疗——药师 |
| | | B704 | 移动医疗——术前访视 |
| | | B705 | 移动医疗——物流 |
| | | B706 | 移动医疗——查房 |
| | | B707 | 移动医疗——医生 |
| | | B708 | 移动医疗——护理 |
| | B8 | | 基础支撑 |
| | | B801 | 数据交换 |
| | | B802 | 数据存储 |
| | | B803 | 数据质量 |
| | | B804 | 医院信息平台服务 |
| | | B805 | 全院业务协同 |
| | | B806 | 平台配置及服务监控 |
| | | B807 | 医院门户 |
| | | B808 | 单点登录 |
| | | B809 | 医疗机构电子证照管理 |
| | | B810 | 医师、护士电子证照管理 |